ICH
will stillen

Über die natürliche Ernährung
des Säuglings

von
Heinrich Brückner

Verlag für die Frau · DDR Leipzig

Brückner, Heinrich:
Ich will stillen : Über d. natürl. Ernährung d. Säuglings/von Heinrich Brückner. [Zeichn.: Horst Schmidt]. – 2. Aufl. – Leipzig: Verlag für die Frau, 1989. – 64 S. : Ill
ISBN 3-7304-0226-9

ISBN 3-7304-0226-9

2. Auflage 1989

Druckgenehmigungsnummer: 126/405/14/89
Umschlag: Werner Klemke
Zeichnungen: Horst Schmidt
Typographie: Rolf Kunze
Gesamtherstellung: (140) Druckerei Neues Deutschland, Berlin
Printed in the German Democratic Republic
LSV 9129
Best.-Nr. 672 241 2
00220

INHALT

Was wohl alle wissen...

Muttermilch ist die beste Nahrung für junge Säuglinge. Sie ist jeder anderen Ernährungsform in den ersten Lebensmonaten deutlich überlegen. Selbst die Nahrungsmittelindustrie, welche gut angepaßte Fertignahrungen für die Baby-Flasche künstlich herstellt, betont das immer wieder. Es ist schade, daß trotz dieser Erkenntnis zwar viele junge Mütter stillen, dies ...

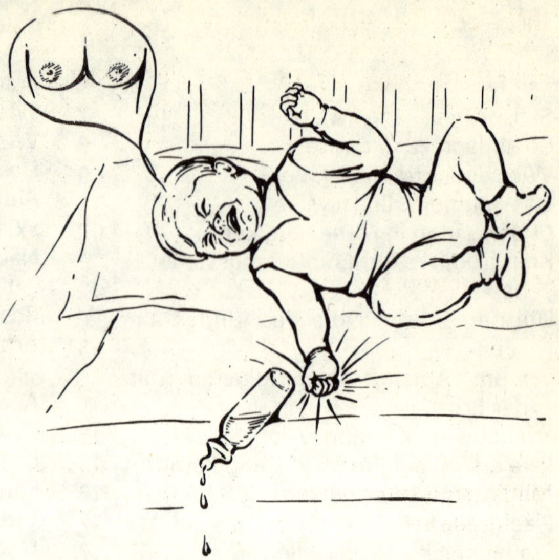

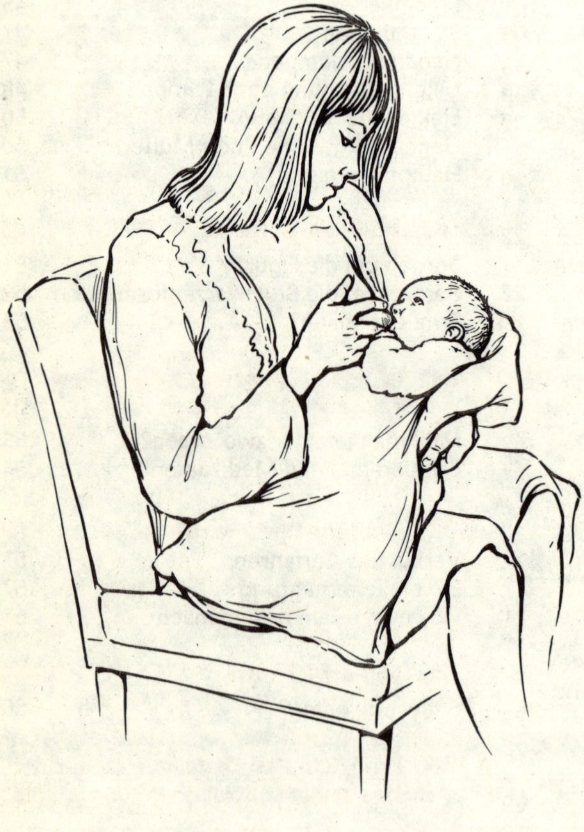

... aber bei weitem nicht alle tun.

Zwar bemühen sich die meisten Muttis in den Entbindungskliniken darum, wenn die Schwestern konsequent dahinterstehen. Aber schon die Entlassung nach Hause bringt für viele einen erheblichen und raschen Rückgang der Milchbildung. Sie füttern Flaschennahrung zu – und das ist der Anfang vom Ende der Muttermilch. Das heißt abstillen. So scheitert viel guter Wille an mangelhafter Kenntnis um diese Zusammenhänge.

Was viele nicht wissen ...

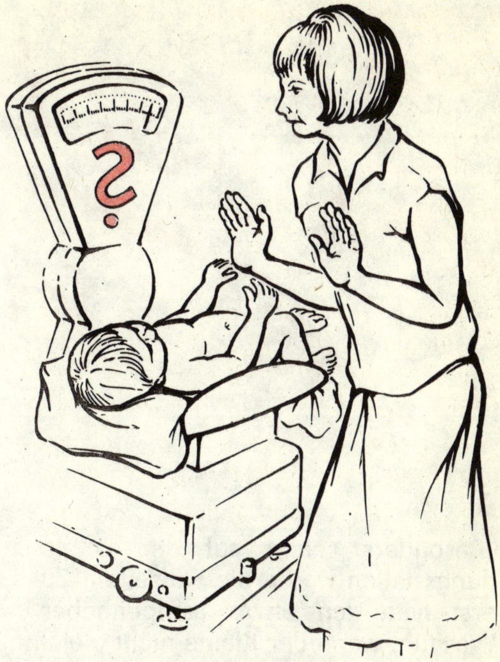

Stillen bedeutet viel mehr als nur Ernährung im Sinne von satt machen. Zu häufig geben sich Mütter mit einer guten Gewichtszunahme ihres Babys zufrieden und meinen, das sei der wichtigste Maßstab für den Erfolg ihrer Bemühungen. Natürlich gehört gute und stetige Gewichtszunahme auch zum guten Gedeihen, aber darüber hinaus vieles andere mehr, was sich nicht so leicht messen läßt wie das Körpergewicht.

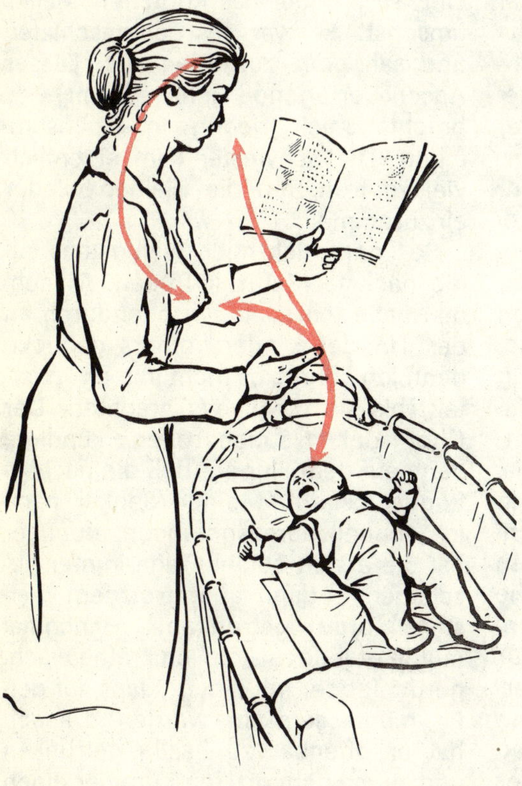

... aber beachten sollten.

Manche Unsicherheit im Umgang mit Kindern hat ganz einfache Ursachen. Aber man muß sie kennen. Wer mehr weiß von den uralten Signalen zwischen Mutter und Säugling, versteht besser. Wer besser versteht, ist geduldiger und kann mehr tun für sich und sein Kind. Und wer sich intensiver bemühen will, der greift auch die praktischen Ratschläge gern auf, mit denen Ihnen dieses Heft helfen will. Viele kleine Tücken und Schwierigkeiten, denen man beim Stillen auch begegnen kann, lassen sich dann schneller und leichter überwinden. Sie können das auch!
Lohn für diese kleine Mühe: Weniger Sorgen und mehr Freude mit Ihrem Baby.

Mit Freude stillen!

„Besonders schön auf der Entbindungsstation waren die Stillzeiten. Zuerst hatte ich etwas Lampenfieber. Was tun, wenn der Kleine nicht gleich merkt, was er soll? Aber er tat das Richtige mit einer Selbstverständlichkeit, als hätte er schon lange Zeit geübt. Sowie er meine Brust fühlte, sperrte er das kleine Mäulchen auf, schnappte zu und begann zu saugen. Einmal hatte ich vorher mit dem Zeigefinger zart sein linkes Bäckchen gestreichelt – ohne mir etwas dabei zu denken –, da drehte er sofort den Kopf nach links, sperrte das Mündchen auf und suchte. Ich war richtig ein bißchen erschrocken, ihn so enttäuscht zu haben, und beeilte mich, das wiedergutzumachen. Sicher hat er mir das nicht übelgenommen, denn er gab sich dann der Mahlzeit mit richtigem Genuß hin: Wie die kleinen Zutschlippen arbeiteten, so behagliche Schnieflaute aus den winzigen Nasenlöchern kamen und Schluck für Schluck in den Milchbauch hinuntergluckerte – das war einfach süß. Dann hat er ziemlich plötzlich aufgehört, lag ganz ruhig in meinem Arm. War er nun satt? Oder machte er nur Pause? Ich strich noch einmal über sein linkes Bäckchen – keine Reaktion mehr. Ich kitzelte an der Nase, krabbelte am Ohr, strich über das Köpfchen – alles umsonst. Er war fest eingeschlafen und sah ganz zufrieden aus. Dieses Anschauen genoß ich jedesmal. Es brachte mich richtig in Hochstimmung. Die Schwester kam eigentlich viel zu früh, um die Kleinen wieder einzusammeln.

So konnte ich mich wenigstens auf die nächste Mahlzeit freuen. Manchmal habe ich auch zwischendurch an der Tür des Kinderzimmers geguckt, denn ich konnte es nicht immer erwarten, bis sie die Babys brachten. Der Chor der Neugeborenen kündigte dann auf dem Flur an, daß die nächste Runde losgeht. Meinen Senker habe ich schnell herausgefunden, denn er hat die ersten beiden Tage immer geschlafen – dann aber trotzdem meistens brav getrunken. Manchmal mußte er jedoch ziemlich kräftig wachgerüttelt oder mit einem Klaps auf den Po muntergemacht werden. Danach hat er offenbar zu hastig getrunken und zu meinem großen Kummer einen tüchtigen Schwapp ausgespuckt.

Seit seinem dritten Lebenstag war er meistens munter, wenn sie ihn brachten, stopfte offensichtlich ungeduldig seine Fäustchen in den Mund und saugte daran, als könne er es nicht mehr erwarten. Ich habe ihn dann nicht mehr trinken lassen, bis er von selbst aufhörte, sondern nach 5 Minuten unterbrochen für ein „Bäuerchen". Kaum hatte er aufgestoßen, fuchtelte er schon wieder mit seinen Händen um den Mund herum, als wollte er fragen, wann es denn nun endlich weitergeht. Er zog dann so forsch wieder an, daß es manchmal sogar weh tat. Zwischendurch legte er später selbst Verschnaufpausen ein, wobei er die Brust fest angesaugt im Munde hielt, damit ihm ja nichts entgehe. Wenn dann noch einmal ein „Bäuerchen" fällig war, mußte ich ihm kurz die Nase zuhalten, damit er losließ. Das mag ein bißchen robust klingen, aber seit wir diese Pause zum Aufstoßen einlegen, hat er nicht mehr gespuckt."

Nicht immer geht alles so glatt, wie es hier Frau R. erzählte.

Stillsorgen

Frau S. ging mit viel Scheu oder auch Angst an die Sache heran und war entsprechend nervös. Sie schien sich gegen das Abgeben zu wehren, wollte sich nicht „aussaugen" lassen.

Als die Schwester ihr das Kind brachte mit den Worten: „Bitte machen Sie sich frei", schaute sie etwas verlegen drein. Bei ihrer Unruhe war es schon schwierig, die Brust richtig in den kleinen Mund hineinzubringen, und durch eine ungeschickte Bewegung war sie auch gleich wieder draußen. Unruhig suchte nun das Baby mit dem Mund – enttäuschende Erfahrungen, die schließlich mit Geschrei quittiert wurden. Es mußte erst wieder beruhigt und eine Weile getröstet werden. Beim nächsten Versuch kam die Brust so dicht vor die kleinen Nasenlöcher, daß dem Baby die Atmung behindert wurde und die Schwester nachdrücklich bitten mußte: „Halten Sie doch die Nase frei!" Mit ziemlich steifem Zeigefinger drückte sie die Brust zurück, und schwupp, war sie auch schon wieder aus dem Mund gerutscht. Der Kleine drehte sich suchend hin und her und wollte nicht mehr richtig zufassen. Mit einigen Tropfen Traubenzuckerlösung auf Brustwarze und Lippen versuchte die Schwester, ihm das noch einmal schmackhaft zu machen. Zweimal konnte man kurz hoffen, es habe jetzt vielleicht geklappt, aber dann drehte er den Kopf wieder zur Seite… Tiefes Luftholen – die anderen Mütter schauten diesem „Zweikampf" zu. Gute Ratschläge schwirrten durch den Raum und auch unpassende Kommentare. Noch bemühte sich die junge Schwester, hatte aber schon „eigentlich keine Zeit mehr". Da versuchte sie nun den kleinen Kopf festzuhalten und zur Nahrungsquelle hinzudrehen, um die Sache voranzubringen. Gleich wieder Protest, denn Babys haben es nicht gern, wenn man sie festhält und ihren Bewegungsdrang einschränkt. Am wenigsten gefällt ihnen das am Kopf. Mit Gewalt etwas erreichen zu wollen, hat keinen Sinn. Da gab es auch die Schwester auf mit der lapidaren Bemerkung: „Manche Kinder lernen das eben schwer – wollen mal sehen, was er geschafft hat". Nach kurzer Zeit verkündete sie das niederschmetternde Ergebnis: „Er hat nichts getrunken, wir werden ihm etwas mit der Flasche nachfüttern…" Als sich das bei mehreren Anläufen in ähnlicher Weise wiederholte, wurde die Mutter immer

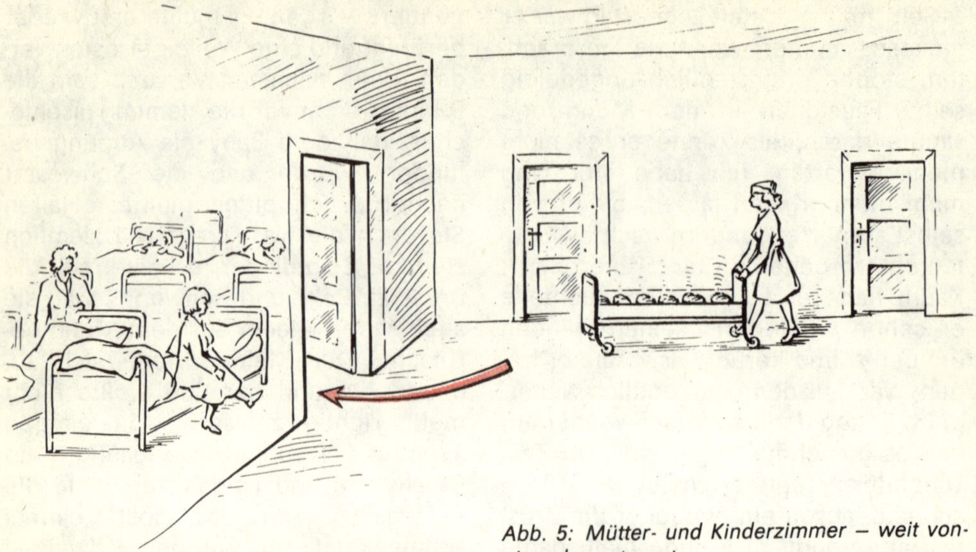

Abb. 5: Mütter- und Kinderzimmer – weit voneinander getrennt

nervöser. Das spürte wohl auch ihr Kind, und zu allem Übel hat es dann bei einer passenden Gelegenheit so fest zugepackt, daß die Mutter nun auch noch Schmerzen hatte und sich selbst bedauerte.

Innere Abwehr, Ungeschick bei Mutter und Krankenschwester, „Leistungsdruck" durch die Stielaugen der Nachbarn, die kontrollierende Waage und die vorgeschriebenen Stillzeiten, behinderte Nasenatmung, Enttäuschung auf beiden Seiten durch die erfolglosen Bemühungen und Protest des Kindes gegen Gewaltmaßnahmen sowie Störung der Anpassung zwischen Mutter und Kind durch zu frühes Zufüttern haben hier ein Bedingungsgefüge entstehen lassen, das mit Freude rein gar nichts mehr zu tun hat. Lag das etwa am Milchmangel?

Die Mutter konnte sich nicht entspannt dem Kinde zuwenden – aus welchen Gründen auch immer. Das spürt schon ein Neugeborenes recht gut. Wir haben Ihnen damit im roten Feld die wichtigsten Störfaktoren genannt. Über seltene medizinische Besonderheiten brauchen wir hier nicht zu reden. Das muß Sache der persönlichen ärztlichen Beratung bleiben.

Zwei sehr unterschiedliche Mütter haben wir Ihnen beschrieben, stellvertretend für viele Möglichkeiten. Vielleicht fragen Sie, wo Sie sich selbst einzuordnen hätten? Mehr in die Nähe der Frau R. oder mehr in die Nähe der Frau S., vielleicht irgendwo dazwischen? Es gibt so viele Möglichkeiten. Man kann also nicht allen nach einem Schema gerecht werden. Das hat auch seine praktischen Vorteile: Das unkomplizierte Zusammenkommen von Frau R. mit ihrem Kind – eigentlich die Regel – wird den Schwestern ermöglichen, mehr Zeit auf die Überwindung der Anfangsschwierigkeiten einer Frau S. zu verwenden. Aber viel einfacher, sicherer und besser spielen sich Mutter und Kind aufeinander ein, wenn sie nach der Geburt gar nicht erst getrennt untergebracht werden.

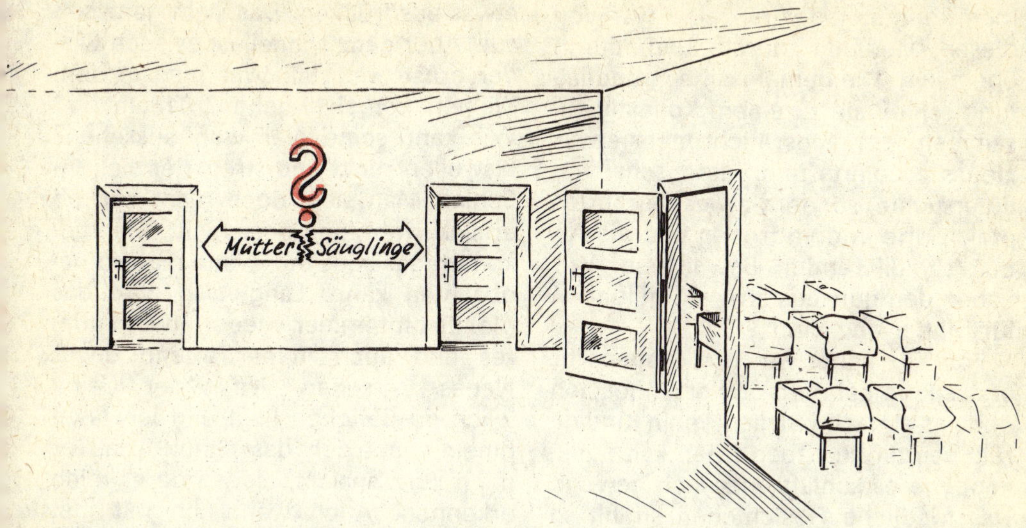

So einfach kann das sein

Die Neugeborenen-Bettchen stehen neben den Mutterbetten im gleichen Raum – eigentlich eine Selbstverständlichkeit, die unter der wissenschaftlichen Bezeichnung Rooming-in-System wiederentdeckt wurde. Die Grundbedürfnisse jedes einzelnen Kindes nach Kontakt und Nahrung, seine Schlaf- und Wachzeiten finden auf diese Weise ganz zwanglos ihre Antwort. Die Mutter kann ihr Kind jederzeit sehen, berühren, an die Brust legen, wenn es danach verlangt. Sie erkennt bald recht gut, wenn sich ihr Kleines meldet, wenn „es sucht" – und kann es dann anlegen (Abb. 6).

Das geschieht in der ersten Zeit häufiger, als nach den alten Zeitplanauffassungen gewohnt, mitunter schon nach 1 bis 2 Stunden wieder, pegelt sich dann aber früher oder später auf die üblichen Abstände von 3 bis 4 Stunden zwischen den Mahlzeiten ein. Das ist alles sehr wohltuend für Mutter und Kind. Dementsprechend hört man auf solchen Rooming-in-Stationen nicht das sonst übliche Säuglingsgeschrei. „Seit bei uns Mutter und Kind ständig zusammen sind, haben wir eine himmlische Ruhe. Und zu unserer großen Freude stillen alle Mütter jetzt im Durchschnitt länger als noch vor Jahren", berichtete beispielsweise Chefarzt Dr. Böttcher aus Berlin.

Wie sehen das die Mütter?

Kommen sie nun überhaupt nicht mehr zur Ruhe, obwohl sie doch selbst nach den Anstrengungen der Geburt zunächst mehr Schlafbedürfnis haben als sonst?

Die Frauenklinik in Halle-Kröllwitz wurde direkt für die Rooming-in-Organisationsform gebaut, arbeitet damit seit 1974 und hat auf diesem Gebiet wohl die längsten Erfahrungen in der DDR. Deshalb sprach ich dort mit Ärzten, Schwestern, Müttern, die freundlich und vorbehaltlos jede Auskunft gaben, so daß gar kein Zweifel aufkommen konnte: Jeder einzelne war von dieser Methode durch und durch überzeugt. Die gemeinsame Grundhaltung schloß sie zu einem Kollektiv zusammen, das längst nicht mehr etwas Neues probierte und wissenschaftlich untersuchte, sondern etwas Bewährtes praktizierte in dem frohen und die Arbeit stimulierenden Bewußtsein: Wir haben den günstigsten Weg gefunden für Mutter und Kind.

Frau T. hatte vor drei Tagen ihr erstes Kind geboren und erzählte: „Ich finde es einfach herrlich, mein Kind direkt bei mir zu haben. Man kann gukken, wie es schläft oder sich bewegt. Das friedliche Gesichtchen strahlt so eine Ruhe aus. Dann huscht plötzlich etwas wie ein Lächeln um den Mund und ist im Nu wieder verschwunden. Die Lippen spitzen sich manchmal zu einer kleinen Schnute, oder das ganze Gesichtchen verzieht sich, als wolle es etwas ausdrücken. Das sieht ganz süß aus. Aber ganz schnell ist es auch wieder ernst und still. Was mag in dem Kleinen vor sich gehen? Träumt er? Wie kann seine Welt wohl aussehen? Bisweilen reckt und streckt er sich im Schlaf. Man sieht doch recht gut, ob er sich wohl fühlt oder nicht. Man bekommt das alles mit, wenn man so beobachten kann. Langweilig wird das nie. Es gibt immer wieder etwas anderes und auch immer irgend etwas Neues zu sehen. Wenn der Kleine wach im Bettchen liegt und ich fasse hinein, habe ich das Gefühl, daß er mich kurz ansieht, als würde er mich erkennen. Auch wenn ich mit ihm spreche, habe ich das Gefühl, daß er meine Stimme erkennt und manchmal schon guckt.

Wenn mein Kleiner unruhig wird und weint, nehme ich ihn heraus und in mein Bett. Aber er muß auf meiner

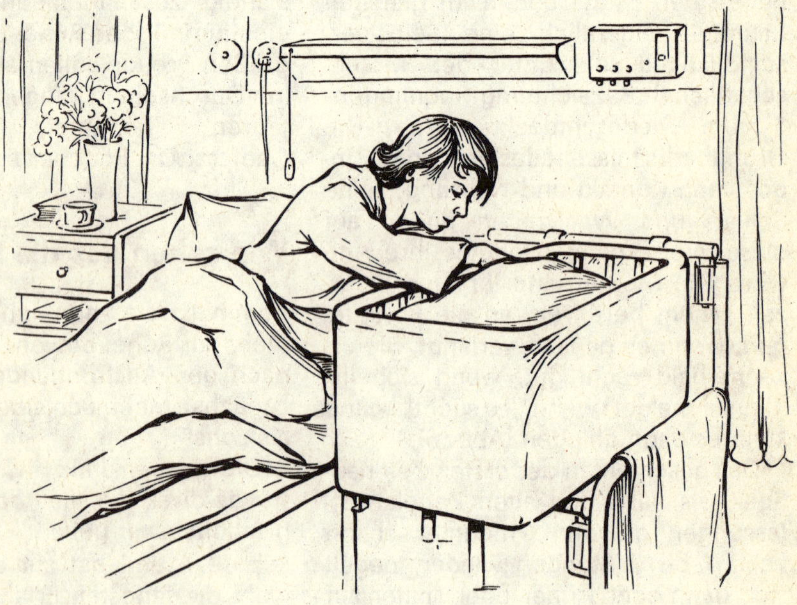

Abb. 6: Die beste Lösung für optimale Anpassung von Mutter und Kind: Beide sind ständig zusammen, selbstverständlich auch nachts.

Bettdecke liegen, nicht darunter. Ich muß ihn mit seinem Bettchen zudekken. Das verlangen die Schwestern wegen der Sauberkeit. Ich stille noch im Liegen. Wenn ich über sein Köpfchen streichle, kommt er gleich herum, sucht, und wenn die Brust seinen Mund berührt, sperrt er ihn sofort auf.

Um 8.00 Uhr hat er überhaupt nichts getrunken. Er war noch so müde, ist immer wieder eingeschlafen bis jetzt um 11.00 Uhr. Dann war er wieder hungrig. Ich sagte mir, das ist ein ganz natürlicher Rhythmus: Wenn er Hunger hat, meldet er sich, und ich lege ihn an. Meistens klappt es wunderbar, wenn mir auch die Trinkmengen lächerlich klein erscheinen. Aber vorhin habe ich erstmalig 45 Gramm gestillt. Das habe ich mir förmlich auf der Zunge zergehen lassen: stolze 45 Gramm! Nun hoffe ich, daß es so bleibt.

Alle Mütter wiegen ihre Kinder selber. Das wollen die Schwestern so – aber nur in den ersten 2 bis 3 Tagen. Wenn die Milchbildung in Gang gekommen ist, wird nicht mehr zu jeder Mahlzeit gewogen, damit man sich nicht irre machen läßt."

Eine andere Raumanordnung:

Das Schmetterlingssystem

Frau U. hatte vor 6 Tagen ihr zweites Kind geboren. Hier lagen die Kinder im Nebenzimmer, in dem auch alle Pflegegegenstände vom Wäschevorrat bis zum Wickeltisch untergebracht waren, mit denen die Mütter ihre Kinder selbst versorgten. Die Kinderschwester war mehr ein Lehrmeister dabei, paßte auf, daß alles seinen ordentlichen Gang nahm. Sie leitete an und versorgte selbstverständlich die Kinder, deren Mütter nach einer komplizierten Geburt zunächst noch nicht aufstehen konnten. Durch eine Tür konnte die Mutti jederzeit direkt zu ihrem Kinde gehen oder es auch in ihr Bett holen. Da zwei Wöchnerinnenzimmer wie die Flügel eines Schmetterlings zu beiden Seiten eines Kinderzimmers angeordnet sind, spricht man von Schmetterlingssystem. Das gefiel Frau U. Sie meinte sogar, es sei besser, das Kind im Nebenzimmer zu haben. Nicht weil sie um die eigene Ruhe bangte. Sie hielt es für möglich, daß man das Kleine verwöhnen würde, wenn man es ständig neben sich hätte. Diese Befürchtung ist natürlich unbegründet.

Auch sie hatte ausgiebig das Mienenspiel beobachtet, wie ihr Baby auf alles reagierte. „Das Kind ist irgendwie ruhiger und ausgeglichener, wenn man es im Arm hat: Es spürt offensichtlich, daß die Mutter da ist. Wenn ich mein Kind anspreche, habe ich das Gefühl, daß es anders reagiert als bei der Schwester.

Falls ein Kind schreit, erkennt jede Mutti im Zimmer durch die Trennwand, ob es ihr Kind ist. Sie geht dann hin, kann es beruhigen oder holen. Meine Kleine erscheint mir richtig nervös, wenn sie Hunger hat. Wenn sie aber die Brust faßt und saugt, wird sie offensichtlich ruhig und ausgeglichen. Ich drücke dabei nicht nur den Kopf, sondern das ganze Kind an mich und streichle gern zwischen zwei Fingern die kleine Hand. Das ist auch für mich so beruhigend, daß ich einmal gleich mit eingeschlafen bin.

Mein erstes Kind habe ich in einer anderen Klinik bekommen. Dort wurden die Kinder nur zu den Mahlzeiten gebracht. Mehr Ruhe hatte ich da auch nicht. Man beschäftigt sich ja nicht weniger mit dem Kind, kann aber leider nichts tun, sondern nur hoffen, daß bald wieder die Stillzeit herankommt. Warten ist die vorwiegende Grundstimmung. Das ist nicht schön. Hier kann man wirklich hingehen, wenn man will, und nicht nur in Gedanken. Man kann die Kleine anschauen, und man spürt auch, daß man sie nicht zu jeder Zeit streicheln oder mit ihr spielen kann. Der Schlafrhythmus muß geachtet werden. Es ist schon wie ein Geschenk, wenn man andächtig daneben stehen darf. Manche übertreiben es auch mit der Mutterliebe, stehen oder sitzen dauernd am Bettchen oder laufen alle 5 Minuten hin ..."

Unterschiedliche Organisation in Frauenkliniken

Mit den beschriebenen Müttern haben wir Ihnen alle typischen Situationen geschildert, unter denen junge Mütter ihre ersten Beziehungen zum Kind nach der Geburt aufbauen. Sie werden sich Ihr eigenes Urteil bilden.

In Entbindungskliniken nach alter Organisationsform liegen die Neugeborenen von ihren Müttern getrennt in gesonderten Kinderzimmern, häufig ganz am Ende der Station. Die medizinische Überwachung ist effektiv und übersichtlich. Die Pflege der Babys geht routinierten Schwestern flott von der Hand, fast fließbandähnlich. Das erfordert einen festgelegten Zeitplan. In der Regel werden Neugeborene mit normalem Gewicht alle 4 Stunden zu ihren Müttern gebracht, die nun in einer begrenzten Zeit ihr Kind zu stillen haben. Ob diese Zeiten dem jeweiligen persönlichen Eigenrhythmus von Mutter und Kind entsprechen, kann dabei nur wenig berücksichtigt werden. Die Versuchung ist groß, Flasche nachzufüttern, wenn es an der Brust nicht gleich klappt.

Unser erstes Beispiel zeigte, daß es unter diesen Bedingungen auch gut gehen kann. Viel hängt vom persönlichen Einsatz der Mutter, der Krankenschwestern und Ärzte ab. Das zweite Beispiel deutet an, wie manche Mütter und ihre Kinder in der traditionellen Entbindungsklinik nicht auf Anhieb den Kontakt zueinander finden. Natürlich spielen persönliche Hintergründe und Einstellungen eine große Rolle. Doch in jedem Falle haben es Mütter sehr viel leichter, voll befriedigend ins Stillgeschäft zu kommen, die ihr Kind stets zur Hand haben, wie in den Beispielen 3 und 4. Der Milchbildungsreiz ist durch den ständigen Kontakt und die Signale des Kindes stärker. Das Stillverhalten kann besser den persönlichen Eigenheiten von Mutter und Kind angepaßt und leichter erlernt werden. Die Stillergebnisse sind eindeutig besser.

Welch große Bedeutung das für die weitere gesunde Entwicklung des Kindes hat, stellen wir Ihnen noch ausführlich dar.

Neben diesen Vorteilen für die Mutter-Kind-Beziehung zeigte sich noch ein ganz anderer unvorhergesehener Nebeneffekt: Solche Mütter werden schneller aktiv und klagen weniger über Wochenbettbeschwerden.

Kompromisse auf Entbindungsstationen

Viele Krankenhäuser wurden in der ersten Hälfte unseres Jahrhunderts gebaut, als man diese Zusammenhänge noch nicht kannte oder nicht berücksichtigte. Damals haben viele Mütter mit größerem medizinischem Risiko ihre Kinder zu Hause geboren, hatten sie dann aber bei sich. Sie werden Verständnis dafür haben, daß wir nicht in kurzer Zeit alle Entbindungskliniken zu Rooming-in-Stationen umbauen können. Deshalb suchte man vielerorts nach Möglichkeiten, Mutter und Kind auch bei beengten räumlichen Voraussetzungen sehr viel mehr zusammenzubringen. Viele Mütter sind stark daran interessiert und können sogar durch eigene Initiative und konstruktive Hinweise helfen, solche Möglichkeiten am Entbindungsort besser auszuschöpfen. In vielen Kliniken des alten Baustils dürfen die Mütter heute in die zentralen Kinderzimmer kommen, ihre Kinder dort versorgen oder auch in ihr Wöchnerinnenzimmer mitnehmen – wenigstens tagsüber oder nur stundenweise.

Manche Mütter verstehen diese Zusammenhänge noch nicht und zeigen sich bei entsprechender Aufforderung uninteressiert: „Versorgen Sie mal mein Kind, Schwester, Sie werden ja schließlich dafür bezahlt!" Die Stillergebnisse sind dann entsprechend schlecht. Auf solche Frauen kann manche Mutti im Nachbarbett mehr Einfluß haben als das medizinische Personal. Deshalb helfen Sie bitte in Ihrer Umgebung mit, besseres Verständnis zu verbreiten, einer stillfreundlichen Grundauffassung weiteres Neuland zu erschließen, wo es noch nötig sein sollte. Je mehr Menschen dieses Anliegen verstehen und mit vertreten, um so leichter werden es stillende Mütter haben und um so besser die Kinder.

Die persönliche Note des Kindes akzeptieren

So wie die Mütter haben auch schon die jüngsten Kinder ausgeprägte persönliche Besonderheiten. Viele trinken zügig von Anfang bis Ende der Mahlzeit. Manche sind aufgeregt und zappelig, so daß sie wiederholt die Brust loslassen und verlieren und dann natürlich weinen. Es gibt auch „unentschlossene" Kinder, welche die Milch fast in den Mund gespritzt haben wollen und bei Ermahnung zu eigener Aktivität ungnädig werden. Es scheint auch so eine Art „Genießer" zu geben, die erst ein bißchen probieren, ob die Sorte Milch gut ist, bevor sie zügig trinken. Versucht man ihre Mahlzeit zu beschleunigen, dann protestieren sie. Andere wiederum trinken ein paar Minuten, um dann ausgiebiger zu pausieren, ehe sie weitermachen. Manche schlafen sogar zwischendurch ein und müssen sanft geweckt werden. Auch solchen „geruhsamen Typ" kann man nicht zur Eile mahnen. Er entwickelt sich gut, aber braucht eben seine Zeit. Manche Kinder trinken kürzer und dafür häufiger, andere wollen größere Abstände und dafür längere Mahlzeiten. Für brustscheue Kinder, die genügend kräftig sind, ist eine kleine Hungerpause, während der nur Tee gefüttert wird, unter Umständen geeignet, die Scheu zu überwinden. Man muß also jedem Kind in seiner Art gerecht werden.

Die Trinkschwäche der Frühgeborenen und Untergewichtigen, bei denen der Saugreflex noch nicht ausgereift ist oder einfach die Kraft noch nicht langt, und gewisse Schwierigkeiten solcher Kinder, die aus anderen Gründen behindert sind, gehören schon nicht mehr in den Bereich der persönlichen Note. Ihre Besprechung würde hier zu weit führen. Schwestern und Ärzte werden Sie im Bedarfsfall zweckmäßig beraten.

Wo ein Wille ist, ist auch ein Weg!

Doch Geduld, Ermunterung und kleine Freuden sind auch noch nötig!

Stillbereitschaft wird gefördert durch

Wissen um die Zusammenhänge,

positive öffentliche Meinung und persönlichen Zuspruch,

Anblick und Lautäußerungen des eigenen Kindes.

Das dafür notwendige Organ für Denk- und Erinnerungsvorgänge sowie für Wahrnehmungen (hören, sehen, tasten, riechen) ist die **Großhirnrinde.**

Die genannten Vorgänge werden auch verarbeitet und mit Stimmungen (Emotionen) verbunden ⟷ in den unbewußten Schaltstellen des **Zwischenhirns.**

Auch der von der Brust aufgenommene Saugreiz ▬ *wird hier mit verarbeitet, und die Ergebnisse werden als Steuerbefehl weitergeleitet an die* **Hirnanhangdrüse.**

Sie gibt daraufhin ein **Milchbildungshormon** *(Prolactin)* ┅ *und ein* **Milchaustreibungshormon** *(Oxytocin)* ▬ *in die Blutbahn.*
Über den Blutkreislauf erreichen die genannten Hormone beide Brustdrüsen, also nicht nur die Seite, wo gerade angelegt wird. Deshalb kann die andere Brust mit tropfen.

Das Milchaustreibungshormon wirkt nicht nur auf die Muskelfasern der Korbzellen, welche die Milchdrüsen und deren Ausführungsgänge ausdrükken, sondern auch auf die Muskelfasern der **Gebärmutter.**

Deshalb fördert Stillen auch den Wochenfluß, und die Rückbildung der Gebärmutter erfolgt schneller.

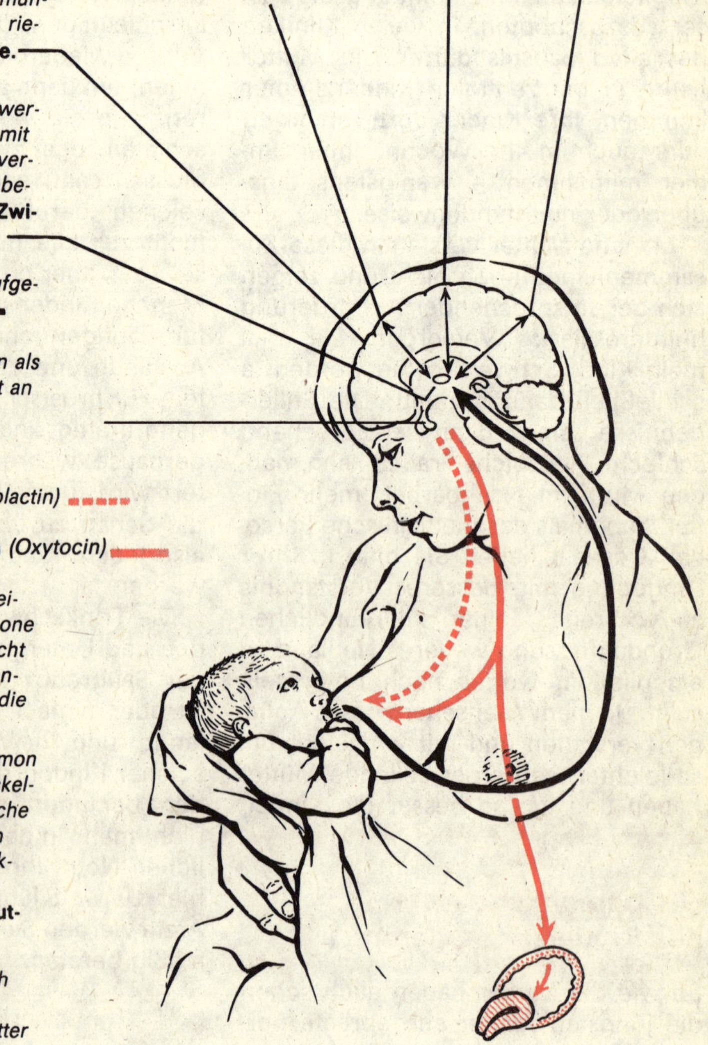

Abb. 7

Warum Anfangsschwierigkeiten mit der Brust?

Ich habe nicht genug Milch!

So klagen viele Wöchnerinnen in den ersten Tagen bei der Visite. Eine Ärztin – gerade in Eile – antwortete kurz angebunden einer Frau nach der anderen: „Anlegen – anlegen – anlegen". Die Patientinnen waren zunächst sprachlos über diese verblüffend kurze Empfehlung. Dann schüttelten sie etwas unwillig den Kopf, zogen die Schultern hoch und dachten: „So ein Unsinn, aber mit ihr ist ja wohl nicht zu reden." Als sie jedoch wieder unter sich waren, zogen sie über die Ärztin her, als hätte sie ihnen etwas ganz Unmögliches zugemutet: „Da sagt die mir, ich soll anlegen, wo ich doch sowieso keine Milch habe!" – „Meiner wird von den paar Tropfen auch nicht satt…", ergänzte die nächste. „Ich muß es doch schließlich wissen, ob ich Milch habe oder nicht." – „Meine Mutter und meine Großmutter hatten da auch schon Schwierigkeiten. Das muß bei uns in der Familie liegen…" Die Gemüter erhitzten sich.

Aber betrachten wir einmal ganz nüchtern, was diesen immer wieder auftretenden Mißverständnissen zugrunde liegt:

Wie die Milchbildung in Gang kommt

Vor der Geburt: Die Milchdrüsen sind während der Schwangerschaft gewachsen, was jede werdende Mutter an der Zunahme ihrer Oberweite feststellt. Sie wurden also in jedem Falle für die Ernährung des Kindes nach der Entbindung vorbereitet. In der zweiten Schwangerschaftshälfte wird schon etwas Flüssigkeit abgesondert, aber die Hormone aus der Plazenta verhindern die Milchbildung. So stehen zum Zeitpunkt der Geburt zwar ausgereifte, arbeitsfähige Milchdrüsen zur Verfügung, aber sie haben noch Produktionssperre. Plazenta-Hormone blokkieren sie.

Eine sehr zweckmäßige Regelung, denn bis zur Geburt leitet ja der mütterliche Körper dem Kinde die notwendigen Energie- und Aufbaustoffe über die Nabelschnur zu. Er leistet sich keine zusätzliche Verschwendung an anderer Stelle.

Nach der Geburt: Erst mit Beseitigung der Plazenta nach der Geburt des Kindes (Nachgeburt) fällt diese hormonale Produktionssperre abrupt weg. Das bedeutet natürlich keineswegs, daß nun der Milchstrom sofort fließt; es heißt nur, daß die Brustdrüsen jetzt in der Lage sind, Befehle zur Milchbildung aufzunehmen. Die entsprechenden Hormonsignale dafür kommen zunächst von der Hirnanhangdrüse, die gewissermaßen befiehlt: Milchproduktion beginnen! Bis diese richtig in Gang kommt, braucht es meistens 3 bis 4 Tage oder auch länger. Die Mütter fühlen dann das sogenannte Einschießen der Milch. Die Brust wird größer, fühlt sich voll an, mitunter sogar etwas schmerzhaft prall (Abb. 8 und 9).

Und nun kommen wir der weit verbreiteten Fehleinschätzung auf die Spur: In diesen ersten Tagen bis zum Einschießen kann natürlich nicht viel Milch da sein. Die Milchbildung kommt ja erst in Gang. Und das Neugeborene braucht anfangs auch nur kleine Mengen. Für dieses Ingangkommen kann sich niemand auf die hormonale Regelung allein verlassen, – „meine Hirnanhangdrüse wird das

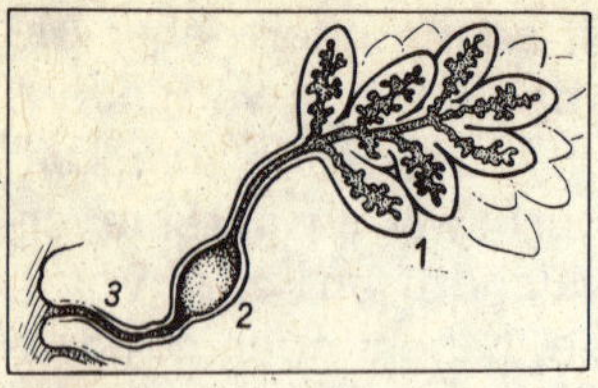

1 Milchdrüsenläppchen
2 Milchkammer
3 Ausführungsgang, Milchgang

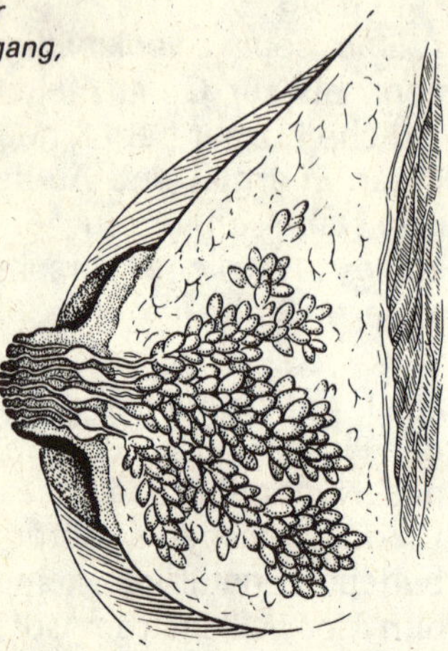

Abb. 8 und 9: Bau der Brust während der Stillzeit. Die in den Milchdrüsen gebildete Milch gelangt über viele kleine Milchgänge in die Milchkammern unmittelbar an der Brustwarze. Von hier wird sie durch Saug- und Kaubewegungen des Säuglings ausgepreßt – oder dieser Vorgang wird durch Milchpumpe und ausdrückende Handbewegungen nachgeahmt.

schon machen". Diese Hirnanhangdrüse braucht nämlich auch die Rückversicherung, daß die Milch benötigt wird, also den Saugreiz an der Brust. Am wirksamsten ist dafür der Säugling (Abb. 7).

Wenn er aus irgendwelchen Gründen zu schwach oder auf andere Art behindert sein sollte, muß eine Milchpumpe seine Arbeit übernehmen oder vollenden oder die Milch per Hand abgedrückt werden. Dafür geben die Schwestern im Bedarfsfall Anleitung. Lesen Sie dazu Seite 46ff. Jedenfalls ist der unbedingte Stillwille schon der halbe Erfolg.

Milchstauung vermeiden!

Auf jeden Fall muß die Milch heraus – nicht nur im Interesse des Kindes, sondern auch im Interesse der Mutter! Es kann sonst zur Milchstauung kommen (Abb. 10). Man fühlt umschriebene harte Stellen, die weh tun. Auch Fieber kann hinzukommen. Durch Massieren der Brust, Anlegen des Kindes, Abdrücken oder Abpumpen der Milch wird die Milchstauung überwunden, und prompt geht das Fieber zurück. Wenn das nicht gemacht wird oder nicht gelingt, kann eine Brustdrüsenentzündung (Mastitis) entstehen. Eine sehr unangenehme Angelegenheit! Aber dazu braucht es nicht zu kommen. Sie ist auch glücklicherweise heutzutage sehr selten geworden.

Abschließend noch ein praktischer Tip, den manche Mütter als sehr hilfreich empfunden haben: „Mit Abdrükken per Hand bin ich meist nicht sehr erfolgreich gewesen, wenn sich in der

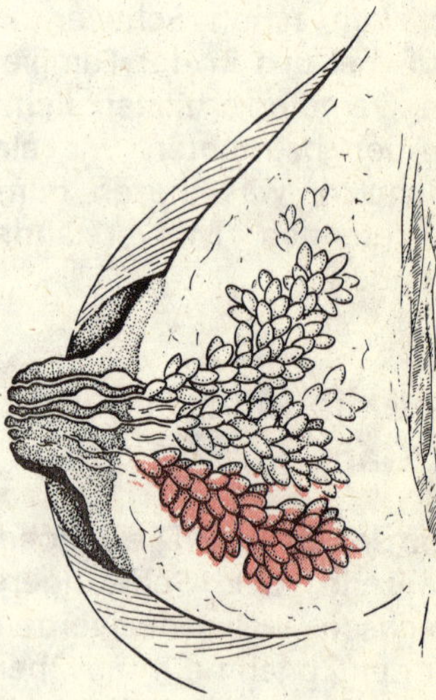

Abb. 10: Brustdrüse mit teilweiser Milchstauung (Milchknoten)

Brust doch mal eine harte Stelle gebildet hatte. Dann habe ich mich mit der Kleinen so aufs Bett gelegt, daß ihr Unterkiefer an die harte Stelle kam und diese während des Saugens durch seine Bewegungen massierte. Praktisch war das nicht immer ganz einfach und manchmal mit einigen Verrenkungen verbunden, aber der Erfolg stellte sich fast immer prompt ein: Die harte Stelle verschwand während einer Mahlzeit."

Nachfrage regelt Angebot

Dieser Regelkreis spielt sich beim Stillen in den ersten 2 bis 3 Wochen ein. Auch deshalb besonders in dieser ersten Zeit häufiger anlegen (was sich beim Füttern nach Bedarf von selbst ergibt) und zu jeder Mahlzeit beide Seiten anbieten. Falls erforderlich, in dieser ersten Zeit alle Reste, die der Kleine nicht herausgeholt hat, sorgfältig abpumpen oder abdrücken.

Je mehr und je häufiger Milch abgefordert wird, um so mehr wird gebildet. Ein hungriger Säugling saugt kräftig, und kräftiger Saugreiz steigert die Milchbildung. Ein satt gewordener Säugling saugt nicht mehr, die Milchbildung stellt sich auf die abgeforderte Menge ein.

Sie läßt sich auch über den Bedarf eines Kindes hinaus steigern, so daß sogar Zwillinge satt werden können. Oder man pumpt zusätzlich Milch ab für andere bedürftige Kinder.

Frauenmilchsammelstellen

Wir Kinderärzte sind sehr dankbar, wenn Frauen diese zusätzliche Mühe auf sich nehmen und über den Eigenbedarf hinaus Milch für andere besonders bedürftige Kinder zur Verfügung stellen können. Für die Aufzucht von Frühgeborenen und die Behandlung spezieller Säuglingserkrankungen ist das nach wie vor eine sehr wertvolle Hilfe. Frauenmilchspende kann hier so wichtig sein wie Blutspende bei anderen Anlässen.

Größere Kinderkliniken unterhalten deshalb Frauenmilchsammelstellen. Deren Mitarbeiterinnen kommen auf die Wochenstationen oder in Mütterberatungsstellen und versuchen, Frauenmilchspenderinnen zu gewinnen.

Diese zusätzliche Mühe wird übrigens gut bezahlt mit 11,– Mark pro Liter. Manche Spenderinnen können ihre Milchbildung derart fördern, daß sie beachtliche Mengen abliefern und somit auch beachtliche Einnahmen daraus erzielen. Selbstverständlich kontrollieren die dafür verantwortlichen Kinderärzte, daß diese Mütter ihre eigenen Kinder nicht zu kurz kommen lassen und nur den Überschuß abgeben, der selbstverständlich auch den Gütekontrollen standhalten muß.

Wie andere Menschen um uns Einfluß haben

„Es ist manchmal sehr schwer, alle gegen das Stillen gerichteten Bemerkungen wegzustecken. Sicher sind sie nicht immer böse gemeint, aber man ist ja verletzlicher in dieser Zeit." – „Meine Mutter half mir über die Anfangsschwierigkeiten hinweg", berichtet eine andere Stillmutter. „Mach dir keine Sorgen, du wirst stillen können!" Die Gemeindeschwester dagegen sagte ihr beim ersten Besuch in skeptischem Ton: „Na, die Milch kann auch ganz schnell mal weggehen!" Und bei der Vorstellung des sechs Wochen alten Säuglings in der Mütterberatung: „Was – Sie stillen immer noch?" Solche Ungeschicklichkeiten können mitunter sogar dem medizinischen Personal noch passieren. – Frau W. schrieb nach ähnlichen Erfahrungen: „Nun hoffe ich, daß wir stillenden Mütter auch ein Zeichen setzen für die, die's noch nicht so ganz glauben, was in den schlauen Büchern steht. Daß die gucken und sehen: Aha, es geht – und wie gut!"

Bisher erwähnten wir die Mutterbrust, das Nervensystem, die Rolle der mütterlichen Hormone und den Saugreiz des Kindes. Das genügt allein noch nicht, die natürliche Nahrungsquelle ausreichend und lange genug fließen zu lassen.

Jeder lebt in einer Gemeinschaft von Menschen, die in vieler Hinsicht wesentlichen Einfluß auf das Verhalten des einzelnen hat. So bestimmt die Einstellung einer Mehrheit die sogenannte öffentliche Meinung. Nicht alles, was man da gerade „meint" oder was eben „in" ist, hat eine sachliche Begründung. Manche Menschen bilden sich ihr Urteil bereits **vor** korrekter Information und geben solche **Vor**urteile auch im Brustton der Überzeugung weiter: z. B. Stillen schade der Figur, Flaschennahrung sei genausogut...; wir können heute alles besser und einfacher machen, Stillen sei passé... und was man da so alles hören kann. Von nett gestalteten Fertignahrungspäckchen strahlen weltweit attraktive Baby-Gesichter die Käufer an: So prächtig gedeiht Dein Kind, wenn Du...

Das trug auch dazu bei, die öffentliche Meinung von der Mutterbrust mehr und mehr auf die industrielle Fertignahrung zu orientieren und damit die Stillbereitschaft einzuschränken. Es gehe ja auch so... Man hörte von dieser Entwicklung auch deshalb gern, weil in diesen Jahrzehnten, da man die künstliche Säuglingsnahrung immer mehr verbessern konnte, sich auch die gesellschaftliche Stellung der Frau tiefgreifend änderte und sie erweiterte Ansprüche entfaltete an sich und ihre Familie, in Beruf und Gesellschaft. So erschien vielen die künstliche Säuglings-Fertignahrung als ein Begleiter des Fortschritts schlechthin.

Der übergroße Optimismus für die Flaschennahrung hat aber einer vorsichtigeren Einschätzung wieder Platz gemacht. Mit verfeinerten modernen Untersuchungsmethoden studierten die Wissenschaftler sehr viel genauer, was die Natur in den 200 Millionen Jahren, seit es Säuger gibt, entwickelt hatte. Gerade im letzten Jahrzehnt haben sich unsere Kenntnisse über Brusternährung erheblich erweitert, für den Spezialisten geradezu aufregend interessant. Sie erwies sich als ein äußerst fein abgestimmtes Zusammenspiel zwischen der Mutter und recht unterschiedlichen Bedürfnissen ihres Kindes. In mancher Hinsicht ist sie vergleichbar den Regelungsvorgängen zwischen Mutter und Kind vor der Geburt über die Nabelschnur. Stillen ist also ganz folgerichtig der nächste Schritt zur Anpassung des Kindes an ein eigenes, selbständiges Leben, wofür der junge Säugling nach der Geburt noch nicht voll ausgestattet ist. Schauen wir uns das näher an.

Vorteile der Muttermilch

1. Leichter verwertbar

Jede zugeführte Nahrung wird im Darm in kleine Einzelbausteine zerlegt (verdaut). Diese werden dann durch die Darmwand vom Körper aufgenommen. Zum Teil dienen sie als Energiequelle, als Brennstoff gewissermaßen, um den Ablauf aller notwendigen Lebensvorgänge zu ermöglichen. Zum anderen Teil werden die Einzelbausteine nach den ererbten Bauplänen in jeder Zelle zu körpereigenen Stoffen wieder zusammengebaut. Stoffwechsel nennt man diese große Vielfalt komplizierter chemischer Abläufe. Enzyme (auch Fermente genannt) sind die Werkzeuge des Körpers dafür. Jeder zugeführte Nährstoff und jeder Stoffwechselschritt braucht sein spezielles Enzym. Und wenn ein solches Spezialwerkzeug fehlt, kann der entsprechende Verarbeitungsschritt nicht ablaufen.

Die Muttermilch entspricht nun genau den Verarbeitungsmöglichkeiten des jungen Säuglings. Sie paßt ideal zu seiner Enzymausstattung. Ja mehr noch: Die Stoffwechselleistung Ihres Babys ist in den ersten Monaten eine noch reifende Funktion, hat ihre volle Arbeitsfähigkeit nicht gleich nach der Geburt. Die Muttermilch paßt sich sogar dieser Entwicklung an und reift mit (s. S. 30).

2. Optimal bedarfsgerecht

Deshalb sind auch Muttermilch und Frauenmilch nicht dasselbe. Was eine Milchspenderin an Überschuß einer Frauenmilchsammelstelle zur Verfügung stellen kann, ist je nach Alter ihres Säuglings unterschiedlich. Ein 2 Monate altes Baby hat natürlich andere Voraussetzungen als ein wenige Tage altes Neugeborenes. In den ersten 3 bis 4 Wochen sind diese Unterschiede deutlich (s. S. 30).

Die Anpassung geht sogar so weit, daß im Falle einer Frühgeburt die Muttermilch anders zusammengesetzt ist als für ein termingerecht geborenes Neugeborenes. Sie ist für den noch unreifen Organismus des Frühgeborenen besonders schonend und hat z. B. einen 20 Prozent höheren Eiweißgehalt. Diese Kinder können ja nur sehr kleine Mahlzeiten aufnehmen. So erhalten Frühgeborene mit ihrer Muttermilch mehr Eiweiß pro 100 g Nahrung als Normalgewichtige. Anerkanntermaßen benötigen sie das auch und erreichen so schneller wieder ihr Geburtsgewicht.

Die Milch von Müttern frühgeborener Kinder ist auch besonders reich an antiinfektiösen Faktoren. Der eigene Infektionsschutz dieser Kinder ist ja noch sehr schwach ausgebildet, waren sie doch entsprechend ihrem Alter darauf eingestellt, erst 4 oder 8 Wochen später in die rauhe Außenwelt entlassen zu werden. All das trägt dazu bei, daß die Gedeihkurven vollgestillter Kinder gleichmäßiger und ausgewogener verlaufen.

Da die Praxis im Leben auch manche Kompromisse fordert, entnehmen Sie bitte aus dem Gesagten:

- *Muttermilch ist besser als Frauenmilch.*
- *Frauenmilch ist besser als industrielle Fertignahrung auf Kuhmilchbasis.*
- *Industrielle Fertignahrung ist besser als selbstgekochte Kuhmilchmischung.*

3. Biologisch aktiv

Biologisch aktive Substanzen bleiben erhalten. Sie können im Säuglingsdarm wirksam werden, weil Muttermilch unmittelbar getrunken wird, während Kuhmilch bei der Verarbeitung erhitzt und dadurch verändert werden muß. So bleibt z. B. das in der Muttermilch vorhandene Enzym Lipase für die Fettverdauung erhalten. Ähnliches gilt für manche Vitamine. Noch bedeutsamer ist das für Stoffe, die unmittelbar dem Infektionsschutz dienen.

4. Wirksamer Gesundheitsschutz durch Immunstoffe

Zu den größten Vorteilen der Muttermilchernährung gehört besonders in der ersten Zeit die Zufuhr von lebenden weißen Blutkörperchen und Lymphzellen in riesigen Mengen. Die allermeisten von ihnen, nämlich 80 bis 90 Prozent, können Bakterien und andere Fremdstoffteilchen in sich aufnehmen und unschädlich machen (sogenannte Freßzellen). Sie können sich vielleicht vorstellen, welch hohes Maß an Sicherheit von diesen vielen kleinen lebendigen Gesundheitspolizisten in den Magen-Darm-Kanal des Neugeborenen hineinkommt. Doch damit nicht genug.

Von den Lymphzellen werden überall im mütterlichen Körper ganz spezielle Abwehrstoffe (Immunglobuline) gebildet, auch in der Brustdrüse. Nur das Immunglobulin der Gruppe G kann durch die Plazenta gelangen und wird in den letzten 3 Schwangerschaftsmonaten auf das Kind übertragen.

Das reife Neugeborene hat davon die gleiche Konzentration im Blut wie die Mutter. Daraus erklärt sich, warum sehr junge Säuglinge an manchen Viruskrankheiten wie Masern, Röteln,

Windpocken sehr selten erkranken. Andererseits sind sie gegen bestimmte Darminfektionen (E.-Coli, Shigellen, Salmonellen) und andere Keime, die zu schweren Allgemeininfektionen führen können (Staphylokokken, Streptokokken, manche Viren) sehr empfindlich.

Treffen solche Erreger die Mutter, dann bildet sie Immunglobuline anderer Art. Sie werden mit den Buchstaben A und M bezeichnet.

Diese sehr großen Moleküle können nicht durch die Plazenta auf das Kind übergehen.

Der junge Säugling ist also in dieser Richtung zunächst schutzlos. Die Eigenproduktion solcher Immunglobuline erreicht erst mit 3 bis 4 Monaten wirksamere Konzentration. Die Muttermilch schließt die Lücke zwischen dem gut abgeschirmten Dasein des Kleinen im Mutterleib und dem Reifwerden seiner eigenen Infektabwehr in der rauheren Außenwelt. Ihre Immunglobuline bedecken dann die Innenfläche des Darmes wie ein Schutzfilm, der Mikroorganismen unschädlich macht, die in den Babykörper eindringen und ihn krank machen können.

Es wäre ja erstaunlich, wenn die Natur gerade in diesen ersten Monaten des Menschenlebens eine Lücke in der Versorgung und Sicherung der Nachkommenschaft gelassen hätte. Dann hätte sich die Klasse der Säugetiere sicher nicht über 200 Millionen Jahre bewährt und die Entwicklung zum Menschen ermöglicht. Und selbst unsere leistungsfähige Lebensmittelindustrie hat der Muttermilch hinsichtlich ihrer Schutzwirkung nicht den ersten Platz streitig machen können. In künstlichen Nahrungsgemischen gibt es weder lebende Abwehrzellen noch Immunstoffe.

5. Unspezialisierte Abwehrstoffe

Neben den erwähnten Immunglobulinen, die gegen bestimmte Krankheitserreger spezialisiert sind, mit denen der mütterliche Organismus schon Erfahrung hatte und sich auseinandersetzen mußte, gibt es auch eine ganze Reihe unspezialisierter Abwehrstoffe, die in der verarbeiteten Kuhmilch weitgehend fehlen. So kann z. B. Lysozym die Bakterienzellwand zerstören und einige Viren inaktivieren. Laktoferrin hemmt Bakterien- und Pilzwachstum, indem es das zum Wachsen nötige Eisen entzieht usw.; Neuraminsäure ist eine ebenso bemerkenswerte Substanz. All das sind sozusagen körpereigene Antibiotika. Die Liste ließe sich weiterführen. Neben den erwähnten Immuneiweißen der Muttermilch, die man naturgemäß den Kuhmilchmischungen nicht beifügen kann, fand man auch unter den Fettbestandteilen der Frauenmilch solche mit stark hemmender Wirkung auf Bakterien, Viren, Pilze (z. B. Monolaurin, Linolsäure usw.). Wir wollen uns hier nicht in zu viel Einzelheiten verlieren, nur damit andeuten, wie umfassend und kompliziert die Abwehrmechanismen sind, die alle in einer Weise zusammenspielen müssen, welche wir noch sehr wenig übersehen. Muttermilch bleibt also weiterhin auch für eine hochentwickelte Forschung und Industrie das unerreichte Vorbild, für die Mutter das Beste, was sie ihrem Säugling bieten kann.

6. Die Information aus der Windel

Frauenmilcheigenschaften bewirken Fäulnishemmung im Säuglingsdarm und fördern sehr stark eine Besiedelung mit gut verträglichen Bifidus-Keimen, die anderen Mikroorganismen und möglichen Krankheitserregern kaum eine Chance lassen. Sie sind gewissermaßen persönliche Leibwächter des jungen Säuglings.

Ein größerer Teil des Milchzuckers aus der Frauenmilch gelangt bis in den Dickdarm, wo er von den erwähnten Bakterien vergoren wird. Die dadurch entstehenden Säuren tragen dazu bei, daß sich Krankheitserreger nicht vermehren und ausbreiten können. Sie verursachen auch den säuerlichen, angenehm aromatischen Geruch des Stuhles. Er sieht meistens goldgelb aus und hat salbenartige Konsistenz, ist also lockerer als bei vielen künstlichen Nahrungen. Man sieht ihm gewissermaßen an, daß es Verstopfungsprobleme hier nicht gibt, die bei manchen künstlichen Nahrungen die Mütter beunruhigen und die Kinder quälen können. Der Stuhl kann auch zeitweise dünn oder zerhackt aussehen, 5- bis 6mal täglich entleert werden – oder auch wieder 2 bis 3 Tage gar nicht, ohne daß Grund zur Aufregung wäre. Bei künstlicher Nahrung würde man solche Unregelmäßigkeiten schon mit Argwohn verfolgen. Bei Muttermilch ist alles möglich, ohne daß man gleich ängstlich sein müßte.

7. Seltener erkranken bedeutet mehr Sicherheit

Mögen vielleicht die Abschnitte 4 bis 6 etwas theoretisch klingen. Die Erfahrung zeigt, daß Brustkinder tatsächlich weniger Verdauungsstörungen, weniger Hautkrankheiten und weniger Luftwegsinfekte haben als Flaschenkinder. Die Unterschiede können erheblich sein. Sie werden um so größer, je schlechter die Lebensbedingungen hinsichtlich Sauberkeit im Umgang mit Lebensmitteln, Trinkwasser und Eßgeschirr sind. Nehmen wir ein Beispiel, das etwa unseren Bedingungen entspricht:

Der amerikanische Kinderarzt Cunningham fand (1979), daß von den Säuglingen seines Arbeitsbereiches in den ersten 4 Lebensmonaten 23 Prozent der Nichtgestillten erkrankten, aber nur 6 Prozent der Vollgestillten; also Flaschenkinder viermal häufiger als Brustkinder. Von den erkrankten nichtgestillten Babys waren 40 Prozent so erheblich betroffen, daß sie im Krankenhaus aufgenommen werden mußten. Bei den gestillten Babys waren es nur 4 Prozent, also zehnmal weniger. Ähnliche Beobachtungsergebnisse haben viele andere Kinderärzte ebenfalls berichtet. Stillen bedeutet also besseren Gesundheitsschutz. Und weniger Kranksein des Kindes bedeutet erheblich weniger Sorgen und Mühe für die Mütter. Sie sparen viele Stunden, die Sie sonst zum Kinderarzt unterwegs sind, einschließlich Wartezeiten in der Praxis oder Poliklinik mit Wiederbestellungen für Kontrolluntersuchungen, den Behandlungsabschluß usw. Auch diese Zeit gewinnen Sie mit dem Stillen für sich und Ihr Kind (Zeitgewinn vergl. auch S. 25).

Natürlich hängt die Erkrankungshäufigkeit nicht nur von der Ernährung ab. Da spielen noch viele andere Einflüsse eine Rolle, auch wie stark ein Säugling Infektionen ausgesetzt wird. Muttermilch ist kein Freibrief, der erlaubt, die allgemeine Hygiene bei der Säuglingspflege zu mißachten, wenn sie auch erstaunlich viel ausgleicht.

Andere Familienangehörige mögen vielleicht Husten und Schnupfen anbieten. Eine besondere Rolle spielt bisweilen das 2 bis 3 Jahre ältere Geschwisterkind, das altersentsprechend noch häufiger erkrankt und kräftige Infekte mit nach Hause bringt, aber nicht die Einsicht und Disziplin haben kann, um den nötigen Abstand zum geliebten Baby zu wahren. Wenn dann die Abwehr des Kleinen überfordert wird, kann man daraus keine Antistillpropaganda ableiten und behaupten, das Stillen helfe sowieso nicht, wie ich das auch schon erlebt habe.

8. Mehr Sicherheit durch geringere Nierenbelastung

Kuhmilch enthält sehr viel mehr Salze als menschliche Milch. Dieser Salzgehalt läßt sich bei industrieller Verarbeitung der Kuhmilch zu „angepaßter" Flaschennahrung nur mit hohem Aufwand so weit senken, daß er menschlicher Milch gleichkommt. Das ist mit voller Konsequenz bei der Anfangsnahrung Manasan verwirklicht, weil diese Zusammenhänge für die ersten 3 Lebensmonate besondere Bedeutung haben. Mit anderen künstlichen Nahrungen werden mehr Salze zugeführt, als der Organismus braucht. Sie müssen über den tatsächlichen Stoffwechselbedarf hinaus von seinen Nieren wieder ausgeschieden werden. Dazu brauchen sie zusätzliches Wasser als Lösungsmittel.

Auch den Eiweißgehalt der angepaßten Flaschennahrung kann man nicht so weit senken wie in menschlicher Milch, weil Kuheiweiß anders zusammengesetzt und nicht auf die Erfordernisse des menschlichen Säuglings abgestimmt ist. Es kann nicht restlos verwertet werden wie bei Muttermilch. Man muß deshalb bei der „Anpassung" künstlicher Nahrung einen gewissen Überschuß an Eiweißbausteinen anbieten, damit sich das Baby die wirklich benötigten Bausteine heraussuchen kann und an keiner Stelle Mangel entsteht. Der Überschuß muß in seinen Endprodukten (Harnstoff) wieder von der Niere verkraftet und ausgeschieden werden. Hierfür wird also nochmals zusätzliches Lösungswasser gebraucht.

Beide Schwierigkeiten bewältigt ein Baby ganz gut, solange es ihm gut geht. Daß seine Nieren weniger freie Reserven für ihre Arbeit haben, bemerken die Eltern natürlich nicht. Davon ist auch äußerlich nichts zu sehen. Entsteht aber noch ein zusätzlicher Wasserverlust durch stärkeres Schwitzen an heißen Sommertagen, durch zu warme Bekleidung, bei fieberhafter Erkrankung oder Durchfall, der ja mit entsprechendem Wasserverlust und schlechter Nahrungsaufnahme einhergeht, dann kommen künstlich ernährte Säuglinge schneller und häufiger an die Grenzen ihrer Möglichkeiten, den Stoffwechsel ausbalanciert zu halten. Es fehlt ihnen frei verfügbares Wasser als Transport- und Lösungsmittel in ihrem kleinen Organismus. Sie bekommen also Durst und schreien. Schreien verstehen viele Eltern erst einmal als Signal für Hunger. Deshalb wird nicht Tee zum Auffüllen des Wassermangels gegeben, sondern leider häufig wieder Flaschennahrung gefüttert mit ihren ebengenannten Problemen. Die Lage wird nicht besser, sondern schlimmer. Um die zu reichlich anfallenden harnpflichtigen Stoffe ausscheiden zu können, muß der Säugling körpereigenes Wasser aus seinen Organen und Geweben abziehen und für die Nieren verfügbar machen auf Kosten einer gewissen Austrocknung. Es entwickelt sich das Krankheitsbild einer Ernährungsstörung, die mitunter binnen weniger Stunden zu schwerwiegenden bis bedrohlichen Folgen des Wasserverlustes mit Kreislaufschock und Stoffwechselvergiftung (Toxikose) führen kann. So gelangen künstlich ernährte Säuglinge viel häufiger ins Krankenhaus als gestillte. Mit zunehmendem Alter werden auch die Nieren leistungsfähiger, können mit weniger Wasser mehr ausscheiden (besser konzentrieren) usw., so daß die hier beschriebenen Schwierigkeiten dann entsprechend leichter bewältigt werden.

9. Bedeutung für die Hirnentwicklung

Das Gehirn des jungen Säuglings entwickelt sich rasant. Von durchschnittlich 400 g beim Neugeborenen wird sein Gewicht bis Ende des ersten Lebensjahres auf 875 g mehr als verdoppelt. Das sind schon zwei Drittel des endgültigen Gewichts von etwa 1300 g beim Erwachsenen. Dieses außerordentlich schnelle Hirnwachstum im 1. Lebensjahr stellt natürlich auch seine besonderen Anforderungen an Ernährung und Stoffwechsel. Große Mengen an geeigneten Eiweißen und anderen Nährstoffen müssen dafür zugeführt und verarbeitet werden.

Es gibt einzelne Eiweißbausteine (Aminosäuren), die bei mangelhaftem Abbau die Hirnentwicklung stören. Bei jungen Säuglingen ist die Enzymausstattung noch nicht so arbeitsfähig, um alle Aminosäuren vollständig abzubauen. Deshalb erreicht eine Reihe von ihnen im Blut künstlich ernährter junger Säuglinge eine etwa 3fach höhere Konzentration als im Blut gestillter Kinder. Das ist noch keine beängstigende Größe – macht aber nachdenklich. Es ist schon beruhigender, durch Muttermilchernährung diese Unsicherheit auszuschließen.

Bei der Hirnreifung spielen ferner fettähnliche Substanzen (Lipide) eine Rolle, welche die Isolierung um die einzelnen Nervenbahnen aufbauen (Myelinisierung) und damit deren Funktionsfähigkeit zum Teil erst möglich machen. Auch an anderen Zellmembranen im Zentralnervensystem spielen solche Stoffe wichtige Rollen. Und wiederum sind die Lipide in Frauenmilch weit besser auf die speziellen Bedürfnisse des jungen menschlichen Säuglings abgestimmt als das entsprechende Angebot in der künstlichen Fertignahrung.

10. Stets einwandfrei verfügbar

Manche bezeichnen Stillen als unbequem. Flaschenfütterung gehe schneller und könne auch mal von anderen gegeben werden. Man sei da nicht so angebunden, habe mehr Bewegungsfreiheit usw. Solche Auffassungen zeigen, wie manche Eltern die Grundbedürfnisse des jungen Säuglings unterschätzen (s. Abschnitt 14, S. 27). Das ist kein Vorwurf an den einzelnen. Woher sollten sie es besser wissen? Wer erläutert ihnen diese Zusammenhänge!

Aber stellen wir die Frage einmal umgekehrt: Was bringt uns die Brustnahrung an Erleichterungen? Ist die Milchbildung erst einmal richtig in Gang gekommen und stabil, dann steht die Nahrung laufend zur Verfügung und braucht nur abgenommen zu werden. Sie ist körperwarm und sauber. Das gestattet der Mutter viele Freiheiten, die sie sonst nicht in dem Maße hätte. Sie kann spazierengehen, ohne auf die Uhr zu schauen. Macht es doch manchen richtig Spaß, sich in freier Natur niederzulassen und ihr Baby anzulegen. Auch in anderer Umgebung wird man ein ruhiges Plätzchen dafür finden. Wenn schon Reisen einmal nötig ist in dieser ersten Zeit – wir empfehlen es zwar nicht –, dann ist es bei Brustnahrung sehr viel einfacher (s. S. 58ff.).

Man spart außerdem durch das Stillen viele Stunden Arbeit in der Woche, die man sonst mit Kochen, Nahrungszubereitung, Säubern und Sterilisieren von Flaschen und Saugern zubringt. Diese Zeit gewinnen Sie wiederum direkt für sich und Ihr Kind (vergl. auch Abschnitt 7., S. 22).

11. Keine zu dicken Babys

Unter vollgestillten Säuglingen findet man keine „Puddingbabys" mit ihren übermäßigen weichen Fettpolstern. Das hat im wesentlichen zwei Gründe:

Leider wird pulverisierte Fertignahrung nicht selten zu konzentriert angesetzt – trotz Meßlöffel und genauer Beschreibung auf jeder Packung. Natürlich kann man nicht die künstliche Fertignahrung dafür beschuldigen, wenn sich manche Muttis einbilden, sie sei „zu dünn". Aber bei 5 Mahlzeiten täglich kann so schon einiges zusammenkommen. Das würde zwar der Säugling ausgleichen, indem er weniger trinkt – denn ab 6. Lebenswoche kann er sehr gut seine Nahrungsmenge entsprechend ihrem Energiegehalt bestimmen –, doch ihm würde es dann an der nötigen Wassermenge in der Nahrung fehlen, und er käme, so wie es im Abschnitt 8 (S. 23) über Nierenbelastung erläutert wurde, in zusätzliche Gefahren.

Die müssen jedoch nicht gleich sichtbar werden.

Hier spielt nun noch eine zweite „Unsitte" hinein. Viele meinen, Flaschenkinder hätten stets ihr Fläschchen auszutrinken. Das wird mit allen Tricks versucht. Schreit der Säugling, weil ihm das manchmal zuviel wird, dann kann das wohl nichts anderes als Hunger bedeuten, und man füllt weiter hinein – bis die Mutter zufriedengestellt ist. Sie läßt sich, sofern sie überhaupt korrekt arbeitet, von den allgemeinen Ernährungsvorschriften auf den Fertignahrungspäckchen leiten und nicht von dem fein abgestimmten Zusammenspiel zwischen einer Stillenden und ihrem Säugling, der so viel trinkt, bis er satt ist, und dann aufhört – und auch aufhören darf.

Die genannten Fehler können bei Brusternährung nicht passieren. So zeigen voll gestillte Kinder in der Regel eine etwas langsamere, ausgeglichenere Gewichtszunahme, straffere Fettpolster und kein Übergewicht.

Das ist nicht nur eine kosmetische Frage. Zu dicke Babys entwickeln sich in ihren Bewegungsformen langsamer, zeigen geringeren Tatendrang. Deshalb haben sie auch weniger Eindrücke, weniger Anregungen, weniger Entdeckerfreude und im Endeffekt weniger Eigenleistung. Sie werden also auch in ihrer geistigen Entwicklung gehemmt. Durch ihre geringere Widerstandsfähigkeit gegen Erkrankungen machen übergewichtige Säuglinge außerdem erheblich mehr Sorgen und Mühe.

12. Keine Nahrungsmittelunverträglichkeit

Bei sehr jungen Säuglingen ist die noch nicht ausgereifte Darmschleimhaut sehr viel durchlässiger als später. Füttert man künstliche Nahrung, so füttert man Kuheiweiß, manchmal auch Sojaeiweiß. Solche artfremden Eiweiße können gerade in den ersten Lebenswochen die Darmwand passieren. Sie werden dann mitunter vom Organismus als Fremdstoffe angesehen, gegen die er seine Abwehrsysteme mobilisiert. So entstehen Überempfindlichkeitsreaktionen. Sie zeigen sich nicht nur als Dickdarmentzündung (Durchfall), sondern auch als lästig juckende Hautreizung oder als Infekt der oberen Luftwege. Bei *ausschließlicher* Muttermilchernährung gibt es solche Überempfindlichkeitsreaktionen nicht. Eine arteigene Nahrung ist für den Säugling kein Fremdstoff.

Schon eine vorübergehende Zufütterung in den ersten Lebenstagen – bei ungeduldigen Schwestern und Müttern nicht selten – kann die beschriebenen Abwehrvorgänge verursachen. Man sieht das natürlich nicht gleich, meistens überhaupt nicht. Aber keiner kann vorhersagen, welches Kind betroffen sein wird. Es kann passieren, daß selbst beim anschließend voll gestillten Säugling zum Zeitpunkt des Abstillens, also bei erneutem Kontakt mit Kuhmilcheiweiß, nun die erwähnten Krankheitszeichen auftreten. Wer denkt da noch an das gut gemeinte Fläschchen auf der Neugeborenenstation?

Solche Überempfindlichkeitreaktionen sind sehr wenig abhängig von der Menge. Auf das Fremdstoffsignal als solches kommt es an. Deshalb sehr gewissenhaft entscheiden – und nicht auf eigene Faust –, ob wirklich künstliche Nahrung zugefüttert werden muß. Viele nehmen das zu leicht. Man behindert nicht nur das richtige Ingangkommen der Brust, sondern möglicherweise in schwer überschaubarer Form auch das ungestörte Gedeihen dieses Kindes. Die mögliche krankmachende Wirkung einer artfremden Nahrung wurde zwar schon vor 80 Jahren erkannt, jedoch stehen wir Kinderärzte hier noch immer vor vielen offenen Problemen angesichts mancher „Kümmerlinge" mit chronischen Gedeihstörungen.

In den ersten Lebensmonaten reift dann die Darmschleimhaut zu einer zuverlässigeren Schutzbarriere heran, die schließlich so dicht wird, daß artfremde Nahrung nicht mehr stört.

13. Beikost ist erst später nötig

Unter Beikost versteht man jede Nahrung, die den Säuglingen neben Muttermilch oder künstlicher Flaschennahrung gegeben wird. Wer die natürliche Nahrungsquelle lange genug in Gang halten kann, braucht auch keinen Obstsaft zu verfüttern und kommt bei gutem Gedeihen des Babys bis zum 6. Lebensmonat ohne Breimahlzeit aus! Das mag viele Mütter erstaunen, da schon häufig im 2. oder 3. Monat Breinahrung angeboten wird, um die „dünne Milch" zu ergänzen. Aber hiermit kauft man deutliche Nachteile ein. So wird beispielsweise Eisen – für die Blutbildung wie auch für die Abwehrvorgänge im Körper sehr wichtig – gut aus Muttermilch aufgenommen, sogar weit besser als aus künstlichen Fertignahrungen. Aber sowie man Breinahrung in Form von Gemüse und Obst zufüttert, wird die Eisenaufnahme bei Brusternährung erheblich gemindert. Also: Muttermilch allein deckt alle Bedürfnisse für die ersten 6 Lebensmonate! Nur an Vitamin D, bedeutsam für eine optimale Knochenentwicklung, kann Mangel entstehen – und an Fluor, wichtig für künftig gesunde Zähne (Kariesprophylaxe). Deshalb lassen Sie sich über die Vitamin-D-Prophylaxe in der Mütterberatung informieren, weil wir im allgemeinen relativ sonnenarm leben. Fluor kann örtlich unterschiedlich dem Trinkwasser zugesetzt oder als Tabletten ergänzt werden (täglich eine Fluorette zu 0,25 mg). Ihr Kinderarzt in Zusammenarbeit mit dem Kinderzahnarzt kennt die örtlichen Voraussetzungen und berät Sie.

14. Saugbedürfnis wird besser befriedigt

An der Brust zu trinken ist für den Säugling anstrengender als aus der Flasche. Häufig wird in den Flaschensauger ein zu großes Loch gestochen, damit die Nahrung rasch getrunken werden kann. Das entspricht zwar den Wünschen vieler Erwachsener, aber nicht den Erfordernissen des Kindes. Das Saugbedürfnis ist nämlich ein eigener Antrieb, der nicht allein durch die Nahrungsmenge, sondern auch durch die Dauer der einzelnen Mahlzeiten befriedigt wird. Neben der Nahrung wird auf diese Weise mehr als sonst die Nähe der Mutter gespürt, und das vermittelt Geborgenheit, Sicherheit, Beruhigung. Dieses enge Zusammensein mit Berühren, Streicheln, Schmusen, Ansprechen, Ansehen, ja, sogar Riechen ist genauso wichtig wie die Nahrung selbst. Deshalb sollte man damit nicht geizen. Wenn manche Autoren sagen, daß in der kurzen Zeit von 4 bis 8 Minuten schon 80 bis 90 Prozent der Nahrungsmenge aus der angebotenen Brustseite getrunken sind und daß deshalb die Stillzeit an einer Seite nicht mehr als 10 Minuten betragen sollte, dann berücksichtigen sie dieses Saugbedürfnis nicht und verunsichern die Mütter. Die Sorgen wegen eventuell wunder Brustwarzen sind bei entsprechender Pflege im allgemeinen unbegründet (s. S. 45 und 51).

15. Besserer Mutter-Kind-Kontakt

Untersuchungen zeigten, daß stillende Mütter häufiger und intensiver mit ihren Babys sprechen und schmusen. Das fördert die seelische Entwicklung der Kleinen. Es geht also mit der besseren Ernährung an der Brust auch eine bessere Entwicklungsförderung in der so wichtigen frühen Zeit des Lebens einher.

Wir wollen Sie nicht mit zu viel Einzelheiten belasten, sondern nur in aller Bescheidenheit darauf aufmerksam machen, daß Stillen nicht Selbstzweck ist und nicht nur für eine kurze Zeit Bedeutung hat. Es hilft ganz wesentlich, Ihrem Baby gute Startbedingungen für seinen Lebensweg zu sichern. Und gute Startbedingungen haben in schwer überschaubarer Form auch ihre positiven Auswirkungen auf lange Sicht. Die Mühe zu stillen lohnt sich wirklich.

Die wenigen objektiv stillunfähigen Mütter möchten wir damit nicht belasten. Sie tun, was sie können, und werden bewußter auf ausgiebigen Kontakt mit ihrem Kinde achten.

16. Beginnt Vorbeugung gegen Arterienverkalkung und Herzinfarkt schon bei jungen Säuglingen?

Allein die Frage wird viele Leser schon sehr verblüffen. Sieht man doch in der Regel die sogenannte Arterienverkalkung als ein Problem der alten Menschen und den in manchen Stoffwechselregelungen ähnlich vorbereiteten Herzinfarkt zumindest als eine Frage der zweiten Lebenshälfte. Aber das sind nur die Endstadien einer jahrzehntelangen Entwicklung, die von vielen Risikofaktoren (vom Bluthochdruck über vermehrte Fettsubstanzen im Blut – z. B. Cholesterin – bis zum Zigarettenrauchen usw.) beeinflußt wird. Jedenfalls fanden sich bei jedem zehnten Kind zwischen 10 und 14 Jahren schon entsprechende Blutgefäßveränderungen. Das lenkte die Aufmerksamkeit auf noch wesentlich jüngere Kinder bis hin zu Fragen der Säuglingsernährung. In den ersten Lebensmonaten werden möglicherweise auch für dieses Entwicklungsproblem schon entscheidende Weichen gestellt.

Untersuchte man das oben erwähnte Cholesterin im Blut, so war überraschend, daß es anfangs bei gestillten Säuglingen auffallend hohe Werte zeigte im Vergleich zu künstlich ernährten. Aber umfangreiche Forschungen zeigten, daß diese anfänglich hohe Cholesterinkonzentration im Blut offensichtlich einen Mechanismus gegen die Arterienverkalkung in Gang setzt. Die für den Cholesterinabbau notwendigen Enzymsysteme werden stärker mobilisiert. So haben gestillte Kinder später niedrigere Konzentrationen als ungestillte. Wenn auch wissenschaftlich noch viele Fragen dabei offenbleiben, nachdenklich müssen diese Zusammenhänge jeden machen.

17. Besserer Schlaf

Die Tatsache, daß Babys an der Mutterbrust in wohligen Schlaf sinken, ist nicht nur eine Frage der Sättigung oder Befriedigung auch im psychologischen Sinne. Muttermilch enthält hochwirksame Schlafmittel in Form der „Delta-Schlaf-induzierenden Peptide". Kuhmilch enthält deutlich weniger davon, wobei noch nicht bekannt ist, wie weit sie bei der Milchverarbeitung überhaupt erhalten bleiben. Der Name dieser Eiweißstoffe bezieht sich auf die langsamen sogenannten Deltawellen im Hirnstrombild, deren Zunahme Zeichen für erholsamen Tiefschlaf sind. Man kann sie beobachten, wenn diese Substanz an Versuchspersonen verabreicht wird. Dieses natürliche „Schlafmittel" schläfert nur ein, wenn man schlafbereit ist, und erzeugt ein Schlafbild in der Hirnstromkurve, das reich an erholsamen Tiefschlaf- und Traumphasen ist. Selbst hochbetagte, von Schlafstörungen geplagte Patienten fanden darunter zu angenehmer Nachtruhe. Künstliche Schlafmittel dagegen erzwingen im allgemeinen einen flachen, wenig erholsamen Schlaf.

Andererseits zeigten die Versuchspersonen unter Einfluß der genannten Substanzen gesteigerte Leistungen in Aufmerksamkeits- und Geschicklichkeitstests. Offenbar wird der jeweils angestrebte Bewußtseinszustand verstärkt. Die Behauptung, daß die Mütter durch Brustmilchernährung dem Säugling „Mumm" und Charakterstärke einflößten, enthält offenbar mehr als das berühmte Körnchen Wahrheit. Neurotiker entwickelten unter gezielter Behandlung mit diesen Peptiden erhöhtes Selbstbewußtsein und größere Wendigkeit in ihrem Verhalten. Sie verarbeiteten Ängste und Belastungen besser als vorher. Ja, es ist schon erstaunlich, was für immer neue Einzelheiten in der Muttermilch entdeckt werden.

18. Unerwünschte Begleitstoffe in Frauenmilch?

Uns wird immer wieder einmal die Frage gestellt, ob es die möglicherweise in der Muttermilch gibt. Ergebnisse wurden bekannt über Untersuchungen, die den Gehalt an unerwünschten Substanzen (Fremdstoffen aus unserer Umwelt) in der Frauenmilch prüften. Am meisten beeindruckt hat dabei die Entdeckung von Schädlingsbekämpfungsmitteln in Frauenmilch wie auch in Kuhmilch, also den beiden Grundlagen unserer Säuglingsernährung.

Es handelt sich dabei um sehr stabile chemische Verbindungen, die – mit der Nahrung aufgenommen – im Körperfett abgelagert werden und sich dort über viele Jahre hinweg anreichern. Nur in Fett gelöst können sie wieder ausgeschieden werden. Dafür gibt es aber nur einen Weg, nämlich über das Milchfett. Hochgezüchtete Rindersorten bieten dafür gute Voraussetzungen, wie folgende kleine Rechnung zeigt. Schon ab 3. Lebensjahr sollen sie jedes Jahr ein Kalb bringen. Dabei geben sie 9 Monate im Jahr Milch und stehen zwischendurch nur 3 Monate trocken. Sie können also sehr viel stärker ihr Körperfett austauschen und „durchspülen" als Menschenmütter, deren Milchbildung sehr viel später und weniger in Anspruch genommen wird.

Nachdem dieses Problem erst einmal erkannt war, konnte bei entsprechenden langfristigen Umweltschutzmaßnahmen logischerweise der Fremdstoffgehalt in Kuhmilch schneller gesenkt werden als in Frauenmilch.

Kurzfristige Bemühungen, wie etwa eine besondere Ernährungsform während der Schwangerschaft und des Stillens, bleiben ohne Einfluß auf die erwähnten Tatsachen. In dieser Richtung brauchen Sie also nicht zu suchen.

Manche Mütter fragen sich nun verunsichert, ob dann heutzutage nicht doch vielleicht die Flasche mit Fertignahrung aus Kuhmilch besser sei als die eigene Brust? Die aufgekommene Frage wird zum persönlichen Zweifel an der Zweckmäßigkeit der Brusternährung. Gefärde ich nicht vielleicht sogar mein Kind auf diese Weise? Der Informationsweg von Mund zu Mund ermöglicht, immer noch kleine Ergänzungen hinzuzufügen, und am Ende fühlen sich einzelne Frauen nicht nur unsicher, sondern meinen nun ganz gewiß, daß sie ihr Kind besser nicht stillen sollten. Eine negative Einstellung zur Brusternährung ist die wirksamste Bremse für die Stillfähigkeit überhaupt. Es geht dann tatsächlich schlechter oder gar nicht. Und das ist ja sehr traurig. Deshalb haben wir auch diese Frage hier angeschnitten.

Natürlich haben sich auch Kinderärzte rund um die Welt damit beschäftigt. Die Antworten lassen sich sehr einheitlich so zusammenfassen:

Das Expertenurteil

Beim Abwägen aller wissenschaftlichen Argumente ist der Nutzen des Stillens weit höher einzuschätzen als ein mögliches Gesundheitsrisiko durch die festgestellten Fremdstoffe in der Frauenmilch. Krankheiten, welche auf diese Fremdstoffe in Frauenmilch zu beziehen wären, wurden bei Säuglingen nicht beschrieben. Seit dem Wiederanstieg des Stillens 1972 sind bis heute auch bei älteren Kindern keine Krankheiten erkennbar geworden, die im Sinne von Spätfolgen auf eine frühe Fremdstoffbelastung zurückzuführen wären. Es gibt auch keinen Grund, bei der einzelnen Mutter den Fremdstoffgehalt ihrer Milch bestimmen zu lassen, um eventuell im Einzelfall die Stillzeit zu begrenzen. Der Schutz vor Infektionen und die Vorbeugung gegen Überempfindlichkeitsreaktionen stehen für das Kind im Vordergrund. Die seelisch-sozialen Beziehungen und Anregungen zwischen Mutter und Kind beim Stillen können auch nicht einfach vernachlässigt werden.

Aus kinderärztlicher Sicht ist nach wie vor ausschließliche Muttermilchernährung für die ersten 4 bis 6 Lebensmonate des Säuglings die optimale Ernährung.

Mit dieser umfassenderen Information möchten wir nicht nur hier und da gehörte Bedenken zerstreuen. Sie sind nun auch in der Lage, anderen Menschen neben Ihnen durch besseres Wissen zu helfen.

Reifung der Muttermilch

„Was, das soll Milch sein?" – so völlig überrascht kommentierte eine Mutter die ersten Absonderungen ihrer Brust. Diese Vormilch (Kolostrum) ist von gelblicher Farbe und so konzentriert, daß sie richtig klebrig ist und manchmal, falls abgepumpt, in der Flasche wie Gelee erstarrt. Manchen Frauen ist das irgendwie unangenehm.

Von unangenehm kann natürlich keine Rede sein, wenn man weiß, warum diese Milch anders aussieht als gewohnte Trinkmilch (denn das ist *reife* Kuhmilch!). Der Eiweißgehalt ist so hoch, wie nie wieder im ganzen Leben in einer Körperflüssigkeit (bis 120 g/l), und diese Eiweiße sind vorwiegend Schutzstoffe von der Art der Immunglobuline A, was auch nie wieder sonst im Leben in dieser Konzentration vorkommt.

Dieses Immunglobulin A wird beim Austritt aus der Milchdrüsenzelle mit anderen Molekülen so verkoppelt (zum sogenannten Sekret-Immunglobulin A), daß es in der getrunkenen Muttermilch weitgehend der Magensäure und eiweißspaltenden Enzymen im Säuglingsdarm widersteht, also gegen Verdauung geschützt ist. Für einen Eiweißkörper durchaus ungewöhnlich. Es bleibt also wirksam. Dieser massive Infektionsschutz für das Neugeborene ist wirklich einzigartig und nicht zu ersetzen. Erinnern Sie sich auch an die große Zahl lebender Lymph- und Freßzellen (s. S. 20). Da ist in der Tat jeder Tropfen wertvoll. Und wenn das Baby anfangs nur wenige Gramm pro Mahlzeit trinkt, dann ist das für viele Mütter „nichts" oder „nicht der Rede wert", und sie werden unruhig. Erinnern Sie sich an schon Erwähntes? Alles völlig grundlos. Die Natur hat vorgesorgt und liefert Konzentratnahrung wie die „eiserne" Ration bei einer schwierigen Expedition, bei der man nicht viel Verpflegung transportieren oder vertragen kann. Der Weg ins eigenständige Leben ist für den Kleinen eine ebenfalls abenteuerliche Expedition, und er wird speziell dafür versorgt.

Mit steigender Milchbildung und entsprechend größeren Mahlzeiten sinkt der Eiweißgehalt und damit der Immunglobulingehalt (nach 4 Wochen noch etwa 10 g/l, später auf die Dauer 1 bis 2 g/l). Das entspricht weiterhin der für das Kind notwendigen Schutzstoffmenge, nur ist sie nun auf mehr Nahrungsmenge verteilt, und die Eigenproduktion beim Kind nimmt langsam zu. Die reife Muttermilch ist deshalb nicht mehr so klebrig und dick, und wieder haben manche Frauen etwas auszusetzen: Nun ist sie ihnen „zu dünn", „zu wäßrig". Der etwas bläuliche Farbschimmer erinnert sie an Magermilch. Aber wieder weit gefehlt.

Mit Verminderung der Eiweißkonzentration bei zunehmendem Lebensalter des Kindes steigt der Fettgehalt auf 3 bis 4,5 Prozent. Damit deckt der Säugling mehr als die Hälfte seines Energiebedarfs. Aber diese Fettmengen können recht unterschiedlich sein von Frau zu Frau und auch von Mahlzeit zu Mahlzeit. Deshalb trinken die Kinder entsprechend unterschiedliche Mengen.

Selbst während einer Mahlzeit ändert sich die Zusammensetzung so, daß die Fettkonzentration gegen Ende der Mahlzeit bis zu dreimal größer sein kann als am Anfang, als sollten die Verdauungsorgane des Kleinen nicht so plötzlich belastet werden.

Im Lichte dieser Tatsachen haben die erwähnten Kritik-Mütter schon richtig beobachtet: Was zu Beginn einer Mahlzeit oder unmittelbar davor herausläuft, ist tatsächlich dünner, erscheint wäßriger.

Aber nun beurteilen Sie bitte Ihre Milch nicht mehr als „zu dünn" oder „zu wäßrig". Sagen Sie besser: Zu Beginn der Mahlzeit ist sie wäßriger, um den Durst zu löschen, später kompakter zum Sattwerden, zuletzt fast sahnig als Abschluß. Wie nach Speisekarte: Erst die Suppe, dann der Hauptgang, zuletzt der Nachtisch mit Schlagsahne. Oder wünschten Sie es umgekehrt?

Wie man stillt – einige praktische Ratschläge!

Erstes Anlegen – 20 bis 30 Minuten nach der Geburt

Das wäre also gleich im Kreißsaal. Wenn Mutter und Kind versorgt sind, wieder sauber und warm verpackt sich nach den Anstrengungen der Geburt etwas erholt haben, dann ist die günstigste Zeit zum ersten Anlegen. Der Saugreflex des Neugeborenen ist jetzt meist so kräftig, wie erst etwa 40 Stunden später wieder. Das bedeutet für das Neugeborene, daß es mit seinem Mund die Brust zu dieser Zeit schneller und sicherer ergreift als mehrere Stunden später, falls man diesen ersten Höhepunkt verpaßt. Damit hat man einen besseren Start zum Stillerfolg, zur Lernanpassung beiderseits.

Erwarten Sie nicht, daß es größere Mengen trinkt. Die sind noch gar nicht vorhanden. Das Kleine hält aber trotzdem für längere Zeit die Brustwarze fest angesaugt. Dabei passiert dreierlei.

Erstens: Dem mütterlichen Organismus wird nach Wegfall der Plazenta-Hormone ein weiteres Signal gegeben, mit der Milchbildung zu beginnen. Schon die Berührung und das Belecken von Brustwarze und ihrer Umgebung durch den Säugling läßt Milchbildungshormon auf das 4- bis 6fache hochschnellen; ähnlicher Anstieg auch bei Milchaustreibungshormon (Brust kann tropfen).

Lassen Sie dieses Signal richtig deutlich werden, indem Sie das Neugeborene wenigstens 5 Minuten an jeder Seite saugen lassen!

Damit zieht sich auch die Gebärmutter kräftig zusammen (s. Abb. 7, S. 14). So werden die Blutgefäße, die das Kind versorgten, besser verschlossen, die Nachblutung geringer. Ja selbst eine verzögerte Ausstoßung der Nachgeburt würde beschleunigt.

Zweitens: Das Neugeborene nimmt Bakterien von der Haut seiner Mutter in Mund und Rachen auf.

Die werden auch hinuntergeschluckt und besiedeln so als erste den zunächst keimfreien Magen-Darm-Kanal. Für diese körpereigenen Keime hat die Mutter aber Schutzstoffe (Immunglobuline) im Blut und in der Milch. Sie gab ihrem Baby schon in den letzten Schwangerschaftswochen eine Erstausstattung für den Weg ins Leben mit. Das Baby ist also auf die mütterlichen Hautkeime eingestellt. Es erkrankt davon nicht. Im Gegenteil:

Fremde Keime, die möglicherweise gefährlich werden könnten, finden den Magen-Darm-Kanal bereits besiedelt, so daß sie weniger gut haften können.

Drittens: Außerdem wird eine kleine Menge der Vormilch aufgenommen, die, wie sie wissen,

gleich einer natürlichen Schutzimpfung Ihrem Kind den Lebensbeginn in der Außenwelt sicherer macht. Das sollten Sie Ihrem Neugeborenen nicht vorenthalten.

Wie man anlegt

Es ist gleichgültig, ob Sie liegen oder sitzen. Hauptsache, es ist bequem für Sie und Ihr Kind, damit Sie wirklich entspannt sein können.

Beim Füttern im Liegen ist es vielen Müttern in der ersten Zeit angenehm, unter Schultern und Kopf ein Kissen zu haben, damit sie sich nicht selbst halten oder stützen müssen, wenn sie sich dem Kinde zuwenden (Abb. 11).

Abb. 11 und 12: Stillen im Liegen

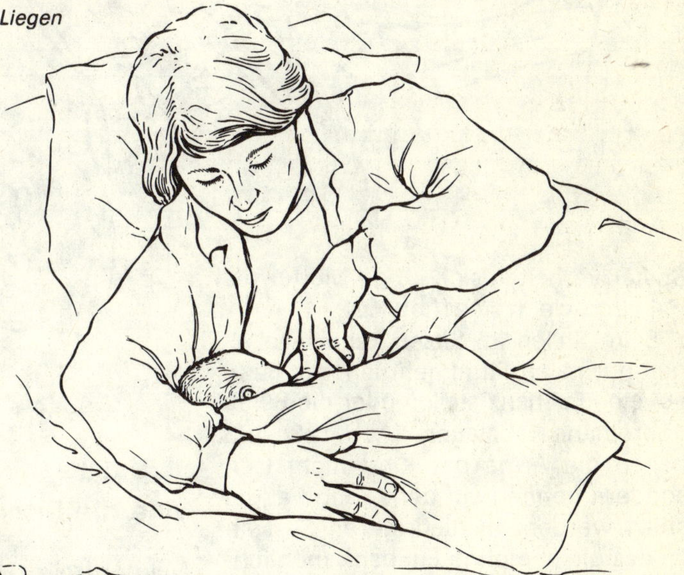

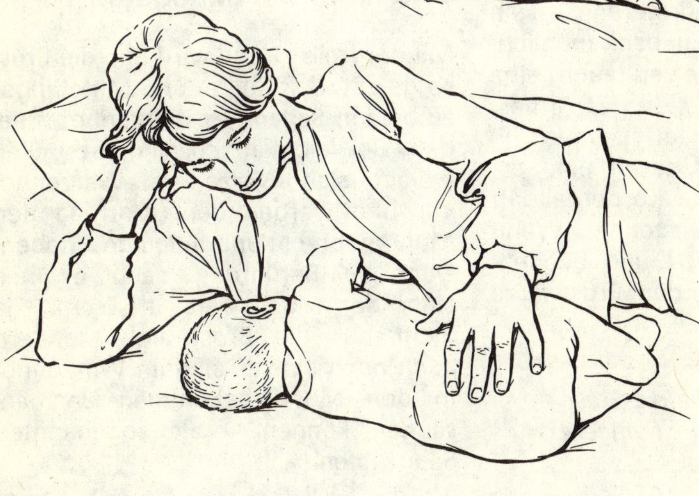

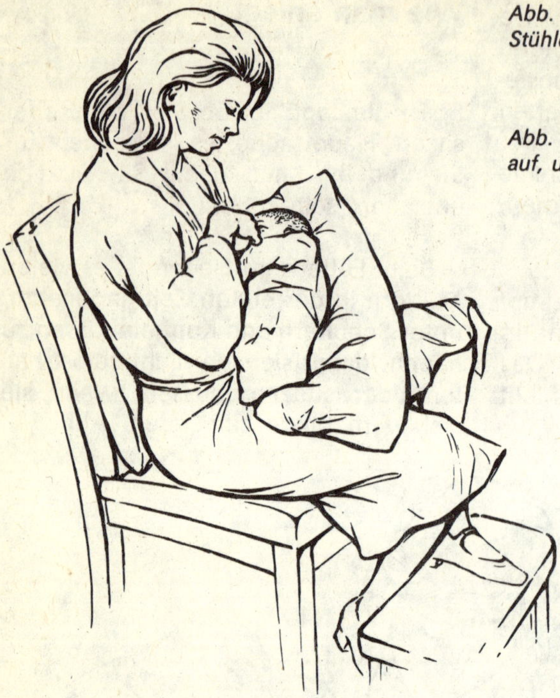

Abb. 13: Die Fußbank erleichtert bei einfachen Stühlen das Stillen im Sitzen.

Abb. 14: Der Säugling sperrt den Mund weit auf, um den Warzenhof mit zu fassen.

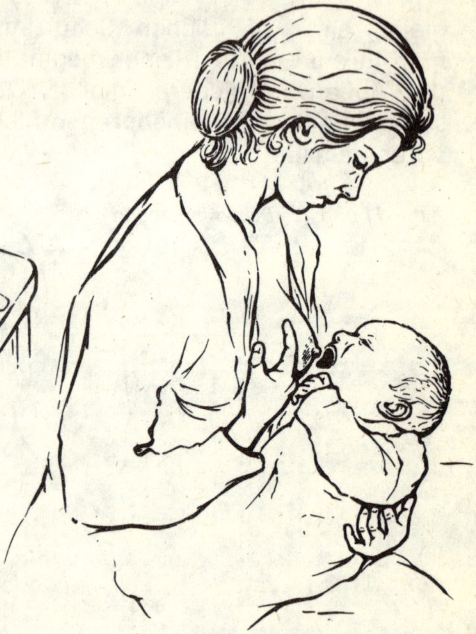

Später verhalten sich junge Mütter dabei auch viel freier (Abb. 12).

Beim Stillen im Sitzen kann man einen normalen Stuhl nehmen, die Füße auf eine Fußbank stellen oder die Beine übereinanderschlagen (Abb. 13). So halten die Arme das Kind nicht frei, sondern können auf dem Schoß abgestützt werden. In niedrigeren Sesseln ist das gleiche ohne Fußbank möglich. Manche Mütter schätzen auch eine Armlehne zum Aufstützen des Armes, auf dem das Kind liegt. Lehnen Sie sich an, damit nicht durch eine erzwungene krampfhafte Körperhaltung Rückenschmerzen entstehen. Wenn das Kind mit seinem Mund bequem und fest direkt vor der Brustwarze liegt, ist alles richtig.

- *Das Kind wird an die Brust gebracht und nicht umgekehrt.*

Wie die Brust angeboten wird

Mit der freien Hand wird nun die Brust so gefaßt, daß Zeige- und Mittelfinger zu beiden Seiten des Warzenhofes liegen. Bei leichtem Zusammendrücken wölben sich Warze und Warzenhof vor und werden dem Kind an den Mund gebracht und hineingeschoben. Denn bei Berührung macht es meistens den Mund weit auf. Es muß ja nicht nur die Brustwarze, sondern auch noch einen Teil vom Warzenhof in den Mund bekommen und ansaugen können – als sogenannten Saugzapfen (Abb. 14).

Abb. 15: Näschen frei halten!

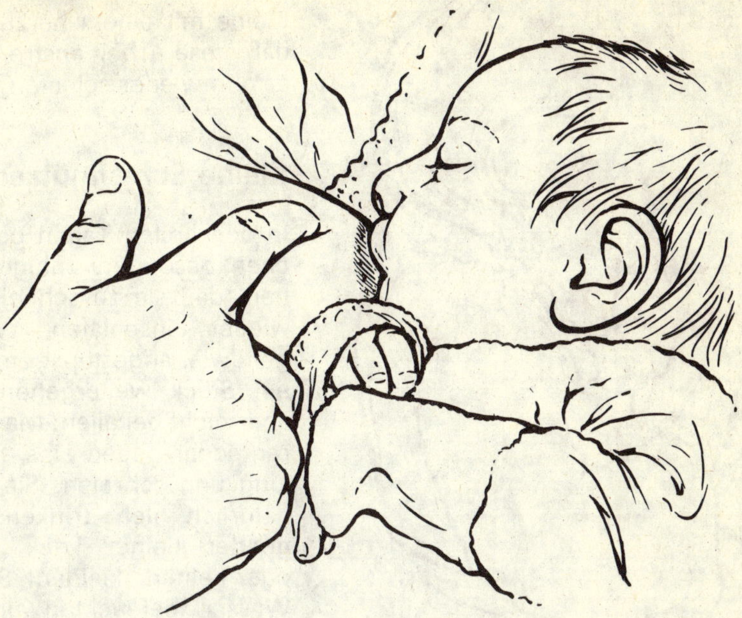

Das Näschen muß frei bleiben!

Im Bedarfsfall vorsichtig die Brust mit dem Zeigefinger etwas zurückhalten – aber dabei nicht das Babygesichtchen berühren, es könnte sonst zu Verwechslungen kommen – (Abb. 15). Wenn das Kleine nämlich keine Luft durch die Nase bekommt, wird es unruhig und läßt los. Dann müßten Sie von neuem ansetzen. Und wenn sich diese Erfahrung wiederholt, wird Ihr Jüngstes ungnädig.

Deshalb ist auch Schnupfen, der die Nasenatmung behindert, für die kleinen Persönchen schwerwiegend. Eine Mutter, die selbst einen Infekt hat, auch wenn er ihr wenig Beschwerden macht, muß beim Versorgen des Säuglings und beim Füttern ein Tuch vor Mund und Nase binden, um möglichst eine Übertragung der Keime auf ihr Kind zu vermeiden (Abb. 16). Sollte es doch passieren, dann gibt man 10 Minuten vor der Mahlzeit in jedes Nasenloch 1 bis 2 Tropfen Rhinex S, wodurch die Schleimhaut abschwillt, die Nasenatmung frei und die ungestörte Nahrungsaufnahme wieder möglich

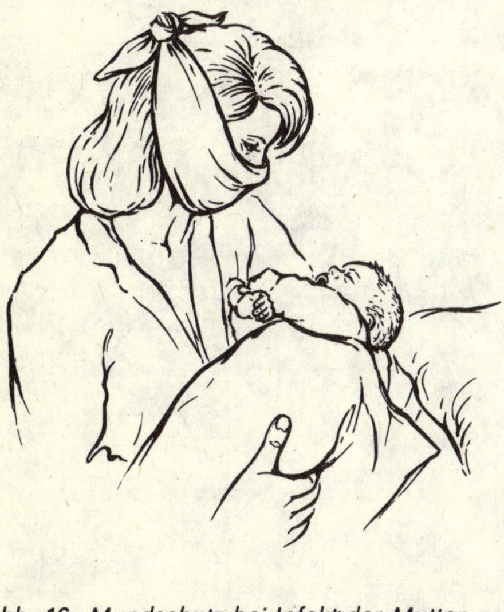

Abb. 16: Mundschutz bei Infekt der Mutter

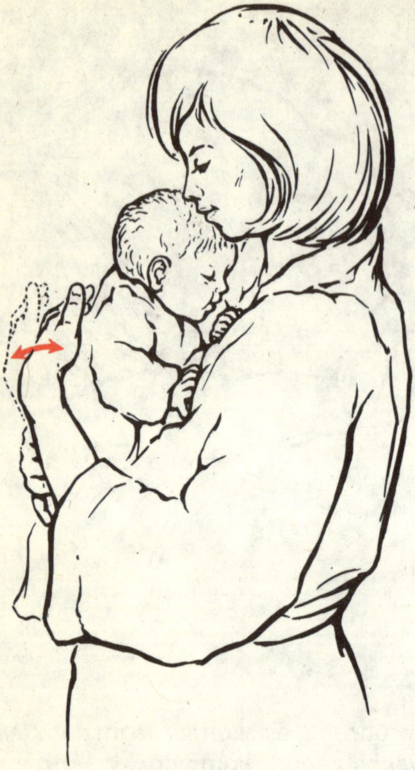

Abb. 17: Nach dem Stillen – manchmal auch zwischendurch – aufstoßen lassen!

wird. Es dürfen aber wirklich nur diese wäßrigen Nasentropfen für Säuglinge verwendet werden, auf keinen Fall ölige! Die können gefährlich werden, wenn Spuren davon in die Lunge geraten.

Aufstoßen lassen

Nach der Mahlzeit, falls nötig auch ein- oder zweimal während der Mahlzeit, wird das Kind hochgenommen. So kann die mitverschluckte Luft in einem hörbaren Aufstoßen nach oben entweichen. Der andere Weg nach unten wäre sehr viel länger und mühsamer. Leichtes Klopfen auf den Rücken kann solches „Bäuerchen" beschleunigen (Abb. 17). Schließlich zeigt der Kleine mit einem herzhaften Gähnen, daß diese Arbeit anstrengend war und er nun wieder schlafen will.

Kleine Schlafmützen

In den ersten Tagen passiert es manchen besonders ruhigen Neugeborenen, daß sie zu schnell an der Brust wieder einschlafen. Werden sie irgendwie angestupst, mag es wieder ein Stück weitergehen. Das gelingt aber nicht bei allen. Manche protestieren sogar gegen eine solche Behandlung und schreien. Sie können dann natürlich nicht trinken. Deshalb folgender kleiner Trick: Einen Lappen oder einen kleinen Schwamm mit Wasser befeuchten und damit die Stirn des Kleinen betupfen oder auch etwas reiben. Dieser einfache Temperaturwechsel auf seiner Stirn wird weniger störend empfunden, aber macht genügend munter, um Augen und Mund zu öffnen. Noch ehe er sich beklagen kann, wird die Brustwarze eingeführt, und er wird saugen.

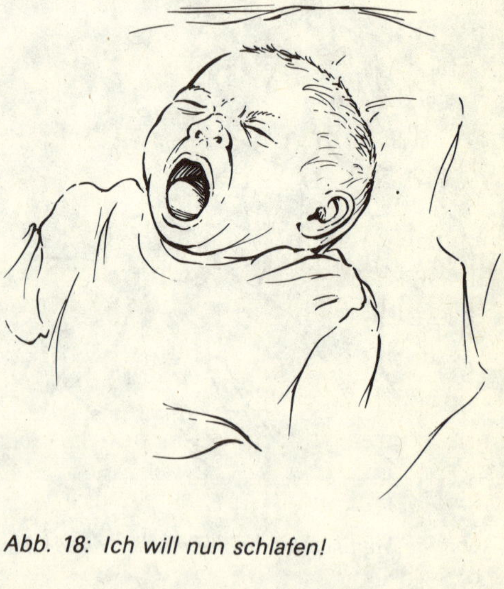

Abb. 18: Ich will nun schlafen!

Wie oft soll man anlegen?

Hier hat unser Neuankömmling, der ja als kleiner Partner verstanden und ernst genommen werden will, schon ein gewichtiges Wort mitzusprechen: Wenn er „sucht", unruhig wird oder schreit, will er gestillt werden. Aufmerksame Mütter unterscheiden bald, daß nicht jede Lautäußerung ihres jungen Säuglings Hunger bedeutet, und können deshalb unterschiedlich reagieren. Jedenfalls können sich in der ersten Zeit Abstände von 2 bis 3 Stunden ergeben. Sie werden aber je nach Körpergewicht des Neugeborenen rasch größer, wenn die Mahlzeiten mit Ingangkommen der Milchbildung größer werden. Dann gibt es bald 3- bis 4-Stunden-Abstände.

Anfangs zu jeder Mahlzeit beide Seiten für je 10 Minuten anbieten, bis die Milchbildung richtig in Gang gekommen ist (1 bis 2 Wochen).

Sie spüren an einem Ziehen in beiden Brüsten, daß beim Saugen an einer Seite auch die andere Seite arbeitet. Dadurch erhält das Kind an der zweiten Brust leichter Milch.

Bei manchen Frauen tropft die nicht angelegte Seite so stark mit, daß es lästig und auch schade um die Milch ist. Durch leichten Druck auf die Brustwarze kann der überflüssige Milchstrom gehemmt werden.

Solange Sie beide Seiten zu jeder Mahlzeit anbieten (1 bis 2 Wochen), ist zu beachten, daß die zweite Brust, die weniger vollständig ausgetrunken wird, beim nächsten Mal als erste gereicht wird. Sollten Sie sich das nicht merken können, dann machen Sie entsprechende Notizen, oder sie markieren durch ein Bändchen am Still-BH die erste Seite für das nächste Mal.

Während der Anfangsschwierigkeiten mit der Brust in den ersten Tagen wird keine künstliche Flaschennahrung zugefüttert, nur Fencheltee oder abgekochtes Wasser mit 10 Prozent Traubenzucker. Man kann in den ersten Tagen beim Neugeborenen einen Gewichtsverlust bis zu 10 Prozent in Kauf nehmen. Meistens ist es jedoch viel weniger. Das nur nebenbei, damit Sie nicht den Kopf hängen lassen, wenn Sie von anfänglicher Gewichtsabnahme hören.

Nächtliche Konflikte auf Wochenstation

Schwierigkeiten empfinden manche Schwestern bei nächtlichem Schreien, wenn die Kinder nicht bei den Müttern untergebracht sind. Die Kleinen kennen noch keine Nachtpause in den ersten Wochen, aber man möchte sie auch nicht schreien lassen. Da gibt es nur zwei Möglichkeiten:

Die Neugeborenen auch nachts den Müttern zu bringen, was dann natürlich nicht bei jedem Kind frei nach Bedarf möglich ist, da käme die Nachtschwester nie zu Rande. Aber für 1 oder 2 geplante Nachtmahlzeiten ist das schon zu machen.

Oder längeres Schreien des einen oder anderen Säuglings bis zur gemeinsamen Stillzeit in Kauf nehmen und etwas Tee mit Traubenzucker durch sehr kleines Saugerloch anbieten, damit Flüssigkeits- und Zuckerbedarf des Kindes gedeckt werden, aber der Brust keine Konkurrenz entsteht. Füttert man zu dieser Zeit schon künstliche Flaschennahrung, die meist besser genommen wird, dann ist die Gefahr nicht gering, daß sie schließlich der Brust vorgezogen wird. Und die Entstehung einer Nahrungsmittelüberempfindlichkeit (s. S. 26) wird um so mehr begünstigt, je früher man artfremde Nahrungsbestandteile zufüttert.

Nächtliche Stillpausen bringen in der Anfangszeit auch mit sich, daß die Brust am anderen Morgen so prall und gespannt sein kann, daß der Säugling Mühe hat zu saugen, weil er sie gar nicht richtig fassen kann. Man muß dann erst etwas Milch abdrücken. Die Milchbildung kommt auch langsamer in Gang, weil über längere Zwischenzeiten scheinbar kein Bedarf besteht – also der entsprechende Milchbildungsreiz fehlt.

Zu Hause ist dieser „nächtliche Konflikt" leichter zu lösen, wenn das Kinderbettchen bei der Mutter steht, wie es ja auch in der Klinik sein sollte.

Respektieren, erziehen oder verwöhnen?

Das sind drei Fragen, die in den Familien hin und wieder die Gemüter erhitzen, wenn es darum geht:

- *Wann soll ich stillen?*
- *Nachtpause, ja oder nein?*

Sie betreffen eigentlich nicht nur die Mahlzeiten, sondern viel umfassender die Art und Weise, wie Eltern ihr Kind sehen.

Um die Fütterungszeiten stritten zwei unterschiedliche Ansichten, eine ältere und eine neuere. Auch die ältere ist noch verbreitet, weshalb wir sie mit besprechen.

Ihre Vertreter, Befürworter eines straffen Zeitplanes, sagen etwa, eine geregelte Erziehung zu Ordnung und Pünktlichkeit beginne von Anfang an. Auch das Baby müsse sich an einen festen Rhythmus gewöhnen und lernen, daß es zwischendurch nichts zu erwarten habe. Das gelte insbesondere für die längere Nachtpause, welche die Mutter zum Schlafen brauche. Sie habe auch ein Recht auf Erholung. Der Vater schließlich ebenfalls, er müsse am nächsten Tag wieder hart arbeiten, während die Mutter im Wochen- und Mütterurlaub tagsüber mal Ruhepausen einschieben könne. Wenn man jedem Schreien nachgehe, um das Baby zu beruhigen, würde man es verwöhnen. Sehr bald lerne es, daß man nur zu schreien brauche, schon ist die liebe Mutti da und bietet vielleicht auch etwas zu trinken an. Man könne eben jederzeit Unterhaltung anfordern. So beginne man den künftigen Familientyrannen zu erziehen, die Mutter zu seiner Sklavin zu machen. Deshalb lieber in den ersten 4 Wochen hart bleiben und das Kind schreien lassen, dann habe man im Interesse aller Beteiligten die Anpassungsphase am schnellsten hinter sich gebracht.

Dem stehen die Vertreter einer „freien Fütterung nach Bedarf" gegenüber. Sie gehen davon aus, daß auch schon Babys individuell recht unterschiedliche Bedürfnisse haben und deshalb nicht alle nach einem Schema behandelt werden können. Besonders die Umstellung von der sicheren Geborgenheit im Mutterleib auf die neuartigen Erfahrungen in der Außenwelt sei doch auch seelisch recht eingreifend. Jetzt gäbe es Bedürfnisse wie Hunger und Durst und die Erfahrung, daß man sie befriedigen kann. Da Einsicht in den Versorgungsrhythmus natürlich noch nicht bestehe, könne bei Ausbleiben der Nahrungsquelle oder überhaupt der Bezugsperson trotz „Herbeirufens" ein Gefühl der Unsicherheit beim Baby entstehen, Angst, alleingelassen zu sein. Das bedeutet für ein Baby irgendwie Existenzbedrohung. Würde sich ein solches Erleben genügend oft wiederholen, dann seien daraus möglicherweise Störungen für die künftige Persönlichkeitsentwicklung zu erwarten.

Sicher wissen wir aus methodischen Gründen viel zu wenig über diese Zusammenhänge. Nicht zu bestreiten ist jedenfalls, daß viele junge Mütter sehr bald nach der Geburt ganz gut deuten lernen, was ihr Kind durch Ruhe, Bewegung, Mimik oder Laute ausdrückt. Das gelingt am besten und schnellsten, wenn das Kinderbett schon in der Entbindungsklinik neben dem Bett der Mutter steht. Das Kind kann viel besser beobachtet und häufiger angelegt werden, wie bereits erwähnt.

Nicht jeder Laut bedeutet Hunger. Eine volle Windel kann Unbehagen hervorrufen. Manche „Frage des Kleinen nach Anwesenheit seiner Betreuerperson" beantwortet man mit liebevollen Worten, berührt ihn oder wackelt ein bißchen am Bett. Die alte Kinderwiege war schon gut ausgedacht. Dann ist wieder Ruhe. Wenn er trotzdem weiter „sucht", kann man die Brust „nach Bedarf" anbieten, etwas früher bei fordernder Unruhe, etwas später bei noch festem Schlaf oder häufiger als „im Plan" vorgesehen.

Die Mutter bekommt aus den Ergebnissen ihrer Bemühung eine Antwort: Erfolg oder Irrtum. So gewinnt sie zunehmend Sicherheit im Umgang mit ihrem Säugling. Und er fühlt sich bei diesem Dialog mit Ruf und Antwort sicher, geborgen, partnerschaftlich behandelt. Mutter und Kind stellen sich schneller aufeinander ein – zu beiderseitiger Zufriedenheit. Solche Kinder sind ruhiger und ausgeglichener. Schon damit zahlt sich der anfängliche scheinbare Mehraufwand auch ganz praktisch aus.

Das bewährt sich zu Hause natürlich in gleicher Weise. Besonders nachts kann man für solch praktische Regelmechanismen dankbar sein. Sie ermöglichen eine sehr rasche und sichere Verständigung. Wenn sich der Kleine nachts ein- oder mehrmals meldet, gelten die gleichen Empfehlungen. Man kann ihn beruhigen oder zu sich ins Bett nehmen, um die Brust zu geben – ohne überhaupt aufzustehen. Es gibt ja keinerlei Vorbereitung und Zubereitung wie bei Flaschennahrung. Das macht die Angelegenheit so denkbar einfach. Aber legen Sie das Kind danach wieder ins Körbchen zurück.

So bleibt mehr erholsame Nachtruhe gewahrt, als wenn man „prinzipienfest" und verbissen auf das Schreien hört, den jungen Säugling vielleicht sogar in ein anderes Zimmer stellt, doch dabei eben auch nicht schläft. Schreienlassen ist quälend und sinnlos für Kind und Eltern.

Eine Mitarbeiterin unserer Klinik hatte ihr erstes Kind nach strengem Zeitplan mit Nachtpause gefüttert, ihr zweites Kind frei nach Bedarf. Ganz spontan berichtete sie: „Ich habe jetzt so viel mehr Ruhe als beim ersten Kind. Es ist weit weniger anstrengend für mich und meinen Mann. Das hätte ich nie erwartet!"

Sehr bedeutsam ist zu Hause auch, daß der Vater für solch tolerantes Verhalten Verständnis zeigt, daß er sich mit seiner Frau über das gemeinsame Problem verständigt und gewisse Schwierigkeiten nicht zum Anlaß für unfreundliche Worte werden läßt. Wer beruflich angespannt ist, reagiert leichter gereizt und reizt damit auch die anderen um sich herum, ohne damit konstruktiv zu sein. Einsicht von beiden Seiten muß den richtigen Mittelweg finden helfen.

Arbeiten Sie mit der Natur und nicht gegen sie!

Ihr Baby ist nicht irgendein Material, das Sie beliebig formen können nach ihren Erwachsenenvorstellungen. Es hat, durch Entwicklung und Reife bedingt, seine eigenen inneren Gesetze und Verhaltensmöglichkeiten, die respektiert sein wollen. Helfen Sie Ihrem Kind, *sein* Leben leben zu können. Erwarten Sie nicht nur, daß es sich *Ihrem* Leben unterordnet, *Ihre* Erwartungen erfüllt, *Ihre* Vorstellungen übernimmt. Es kann zunächst noch keine Einsicht haben, keine Zusammenhänge verstehen. Deshalb sind einer Erziehung noch sehr enge Grenzen gesetzt. Und man kann einen jungen Säugling auch noch nicht verwöhnen. Respektieren Sie Ihr Kind gleich von Anfang an als Ihren kleinen Partner – gleichberechtigt *seine* Bedürfnisse zu haben, zu äußern und zu befriedigen gemäß *seinen* Möglichkeiten, für die es uralte Verhaltensprogramme mitbringt. Eine solche „partnerschaftliche Erziehungshaltung" betrifft natürlich weit mehr als unser hier behandeltes Ernährungsproblem. Sie ist aber für eine gesunde Entwicklung des Kindes und der Familie von größter Bedeutung – von Anfang an. Das neue Familienmitglied, so winzig es noch sein mag, hat auch seine berechtigten Ansprüche.

Auch Väter helfen stillen!

Manche praktizieren das sehr gut. Aber andere machen sich gar nicht so recht klar, daß Kinder eine gemeinsame Aufgabe für die Eltern sind und keineswegs nur Frauenangelegenheit. Wirklich alleinstehende Mütter sind ja die Ausnahme. Auch der Vater braucht seine Anpassungszeit an die neuen Familienverhältnisse. Vielleicht kommt er sich zunächst etwas ausgeschlossen vor, weil sich scheinbar alles um das Jüngste dreht. Manche liebe Gewohnheit kann er eventuell nicht mehr so weiterführen wie bisher. Bleiben Sie miteinander im Gespräch darüber. Dann finden Sie gemeinsam auch die besten Wege, wie die neue Familiensituation bewältigt werden kann.

Erheblich mehr Arbeit kommt auf die junge Mutter zu. Dabei braucht sie nach der hohen Leistungsanforderung von Schwangerschaft und Geburt erst selbst noch Erholung. Je mehr sie anfangs Ruhe hat, um so schneller ist ihre Leistungsfähigkeit wiederhergestellt, und sie kann sich über das jüngste Kind hinaus wieder mehr allen Familienmitgliedern widmen. Also wird der Vater einen größeren Anteil der Hausarbeit übernehmen, die ja leider trotzdem sein muß: Einkaufen, Wäsche waschen, Wohnung sauber halten, eventuell weitere Kinder stärker mit versorgen als bisher gewohnt usw. So schafft auch er Ruhe, Ausgeglichenheit und Geborgenheit für die Familie. Genau das ist eigentlich mit dem Wort stillen gemeint. Und wenn der Vater auch von den Zusammenhängen weiß, die wir hier beschrieben haben, dann kann er sicher in voller Überzeugung seiner Frau sagen, wie wichtig es auch ihm ist, daß sie das Baby auf natürliche Weise an der Brust nährt, ihr durch kleine Aufmerksamkeiten und Zuspruch Freude machen. Das bestärkt eine Mutter in ihrem Stillwillen ganz erheblich. Auf diese Weise können also auch Väter „stillen". Selbst ein erweiterter Kreis von Mitmenschen, Verwandte, Freunde und Nachbarn, hat einen nicht zu unterschätzenden Einfluß auf die junge Mutter.

Zufüttern heißt Abstillen

Sie erinnern sich: 'Nachfrage regelt Angebot.

- *Wenn die Brustnahrung nicht zu genügen scheint, dann legen Sie häufiger an.*

Dadurch wird mehr Milch gebildet. In wenigen Tagen können in der Regel Mutter und Kind wieder zufrieden sein.

Füttern Sie jedoch aus der Flasche dazu, dann wird der Milchbildungsreiz durch geringere Nachfrage noch geringer. Sie müssen bald noch mehr zufüttern – bis Ihre Quelle ganz versiegt. Das bedeutet also abstillen.

Frau M. beschreibt das sehr schön aus eigener Erfahrung: „Mir kamen Ihre Hinweise gerade rechtzeitig in die Hand, denn ich war dabei, die gleichen Fehler in puncto Babyernährung zu machen wie bei meinem ersten Sohn: zufüttern. Nach Ihren Hinweisen und reiflicher Überlegung habe ich das Experiment gewagt. Von Stund an wurde nur noch angelegt. Die Fertignahrung habe ich wohlwissend lächelnd im Regal der Kaufhalle stehen lassen. Damit begannen nun einige Tage voll Spannung und Erwartung. Würde die Milchbildung wirklich zunehmen? Ich gestehe, daß ich sehr skeptisch war und mich ganz schön anstrengen mußte. Das Signal ,Hunger' kam von meinem Söhnchen nun öfter (alle zwei Stunden). Doch nach drei bis vier Tagen wurden die Pausen zwischen den Mahlzeiten wieder größer. Das war für mich ein ermunterndes Zeichen.

Nun liegt dieses Experiment vier Wochen zurück, und ich kann wieder sagen: Ich stille voll.

Junge Mütter aus meinem Bekanntenkreis beneiden mich darum. Die spitzen Bemerkungen meiner Schwiegermutter machten es mir aber wirklich nicht leicht. Sobald Daniel weinte, kommentierte sie: ,Von blauem Dunst ist noch kein Säugling satt geworden.' Doch ich weiß es zum Glück nun besser und habe durch meinen Sohn die Bestätigung. Er lohnt meine Mühe reichlich, ist noch nicht wund oder krank gewesen, braucht keinen Nukkel oder Daumen. Wenn er seine Mahlzeit beendet hat, kuschelt er sich an meine Brust, lächelt und schmatzt vor sich hin und wandert langsam glücklich und zufrieden mit vollem Bäuchlein ins Traumland hinüber."

Reicht die Muttermilch trotz guten Willens und aller Bemühungen nicht aus, dann ist man natürlich gezwungen zuzufüttern. In den ersten Lebenstagen kann nach der Stillmahlzeit noch Tee mit wenig Traubenzucker gegeben werden. Das Körpergewicht des Säuglings darf in den ersten 1 1/2 Wochen bis maximal 10 Prozent unter sein Geburtsgewicht sinken (was selten vorkommt). Solange kann man auf volle Brusternährung hoffen. Aber darüber hinaus ist man gezwungen, künstliche Nahrung zuzufüttern, falls nicht der Überschuß anderer Frauen die Anfangsschwierigkeiten überbrücken kann. Manche Mütter erreichen sogar über längere Zeit, durch Abdrücken ihre Brust in Gang zu halten, wenn ihre Kinder etwa als Frühgeborene noch zu schwach zum Saugen oder zur Aufzucht überhaupt getrennt von ihnen in der Klinik liegen. Sehr viel ist möglich, wenn man sich bemüht. Aber die Gefahr des Versiegens der Milchquelle ist erfahrungsgemäß doch recht groß, wenn man zufüttern muß.

Unterschiedliche Trinktechniken

Sie müssen wissen, daß Trinken an der Brust eine andere Technik erfordert als das Trinken aus der Flasche. Schauen wir uns das kurz an.

Beim Trinken an der Brust wird die Mundhöhle durch die Lippen luftdicht an die Brust angeschlosen. Das Gaumensegel schließt sie gegen den Nasenraum ab. Nun wird beim Senken des Unterkiefers die Brustwarze tief in den Mund hineingezogen. Dabei füllen sich die warzennahen Milchkammern. Mit einer Kaubewegung drükken die Kiefer des Kindes den Inhalt aus den Milchkammern in den eigenen Mund. Unterstützt wird dieser Vorgang durch ausstreichende Melkbewegungen der kleinen Zunge. Dieses „Zubeißen" kann mitunter auch einmal so kraftvoll sein, daß es schmerzhaft empfunden wird. Aber das kommt selten vor.

Beim Trinken aus der Flasche spielt die Kaubewegung keine Rolle. Die Nahrung wird nur herausgesaugt. Da oft die Löcher im Sauger ziemlich groß gemacht werden, damit es schneller geht, läuft die Milch fast von selbst in den Mund hinein. Der Kleine muß dann im wesentlichen nur schlucken.

Ist es schon nicht immer ganz einfach, eine Methode zu beherrschen, so wird es für junge Säuglinge noch schwieriger, zwei Methoden nebeneinander zu praktizieren. Sie geben dann der leichteren oder bequemeren den Vorzug, und die Muttermilch geht zurück. All die Vorteile, die wir Ihnen beschrieben haben, gehen verloren. Hier müssen Risiko und Gewinn wirklich sehr genau abgewogen werden.

Förderung der Stillfähigkeit durch Medikamente?

Der beste Milchbildungsreiz ist und bleibt häufiges Anlegen. Man entdeckte aber bei einzelnen Arzneimitteln die interessante Nebenwirkung, daß sie die Produktion von Milchbildungshormon steigern und damit natürlich auch die Milchbildung. So kann der Arzt z. B. Müttern, deren Milchbildung verzögert oder unbefriedigend in Gang kommt, mit dreimal 1 Tablette Cerucal täglich eine wirksame Unterstützung anbieten. Bei ihnen funktioniert nach dieser Starthilfe von 7 bis 10 Tagen die Brust dann ohne solche Tabletten.

Manchmal ist die Milchbildung gut, aber der Abfluß unbefriedigend. Die Brust „geht schwer", kann schmerzhaft prall werden. Da kann der Arzt Milchaustreibungshormon verordnen als Oxystin-Tabletten oder Oxytocin-Nasenspray. Dieses Hormon würde allerdings im Magen zerstört werden.

Deshalb legt man die Tabletten 30 Minuten vor dem Stillen unter die Zunge oder in die Wangentasche, um sie dort langsam aufzulösen, damit der Wirkstoff durch die Mundschleimhaut aufgenommen wird. Auch in diesem Falle kann die anfängliche medikamentöse Nachhilfe wieder entfallen, wenn sich Mutter und Kind aufeinander eingespielt haben.

Und aus der Naturapotheke?

„Neben der konsequenten Entleerung der Brust kann man die Milchproduktion nach meiner Erfahrung wesentlich durch bestimmte Tees steigern. Da mein Mann und ich als Botaniker arbeiten, waren wir sehr interessiert und überprüften einige Literatur dazu. Die Angaben stimmen im wesentlichen überein. Als milchfördernd werden genannt: Anis, Dill, Fenchel, Kümmel, Brennessel, Basilikum, Majoran ... Die Früchte der genannten Doldenblütler (die ersten 4 Pflanzen) – einzeln oder als Mischung zu Tee verwendet – sind aber auf alle Fälle empfehlenswert! Viel trinken soll man ja sowieso, warum nicht diesen angenehm schmeckenden Tee (auch ungesüßt, nur Fenchel schmeckt bloß süß). Bässler gibt in seinem Heilpflanzenbuch folgende Mischung an: Anisfrüchte 25 g, Dillsamen 25 g, Majorankraut 25 g. Täglich zweimal 1 Tasse mit je 1 Teelöffel dieser Mischung (Früchte in der Gewürzmühle zerkleinern, mit kochendem Wasser überbrühen, 5 bis 10 Minuten ziehen lassen) schluckweise über den Tag verteilt trinken. Zu stark sollte der Tee nicht sein, da er auch blähungsfördernd wirkt und eventuell Magendruck hervorrufen kann. Monatelang stand dieser Tee täglich auf meinem Speiseplan.

Der Volksmund empfiehlt dann noch den Genuß von Sellerie, um ‚die Milch in Strömen fließen zu lassen'. Da Sellerie auch zu den Doldenblütlern gehört, sind vermutlich die gleichen Inhaltsstoffe für die Wirkung verantwortlich." Dies und noch viel ausführlicher schrieb uns Frau Dr. Claudia Brückner unter den vielen Briefen, in denen Mütter dieses Stillheft kommentierten und manche Anregung hinzufügten. Allen miteinander herzlichen Dank. Die Beschaffung klappt nicht immer auf Anhieb. Manches bekommt man in der Apotheke, anderes in Reformhäusern, Gewürzläden oder auch in Kaufhallen. Ein bißchen Suchen wird nötig sein.

„Nach einer Mastitis hatte ich Schwierigkeiten mit dem Stillen. Unser Sohn war gerade 23 Tage alt. Sie ermutigten mich durch viele gute Ratschläge und gaben mir ein hervorragendes Teerezept. Nun ist unser Felix inzwischen ein Vierteljahr alt und bekommt ausschließlich Muttermilch. Er hat sich prächtig entwickelt. Den Tee trinke ich immer noch regelmäßig. Ich konnte die Milchbildung so steigern, daß noch ein Überschuß bleibt, den ich über die Frauenmilchsammelstelle anderen Babys zukommen lassen kann. Wir sind sehr glücklich, daß unser Kind seine natürliche Nahrung bekommen kann. Nicht zuletzt verdanken wir das Ihnen." (Chr. Th.)

Milchrückgang nach Klinikentlassung

Die meisten Mütter beginnen zwar in der Klinik recht gut zu stillen, aber nach der Entlassung erleben sie Schwierigkeiten, die sie oft nicht bewältigen. Wie kommt es dazu?

In der Klinik war man umsorgt, brauchte sich um nicht viel zu kümmern. Aber zu Hause kommt eine ganze Menge mehr auf einen zu, auch wenn andere hilfsbereit zur Verfügung stehen. Manche Mütter fühlen sich noch nicht ganz sicher in der Versorgung ihres Babys, besonders wenn sie es in der Klinik nicht selbst pflegen konnten. Es ist vieles so neu und deshalb irgendwie aufregend. Man fühlt sich zwar noch matt, aber die gratulierenden Besucher, die das Baby bestaunen wollen, empfängt man doch. Ein Schwätzchen löst das andere ab. Die noch nötige Ruhe fehlt. Man besucht auch selbst die Freundin A und B, um das stolze Ergebnis vorzuführen. Vielleicht schon vorhandene Kinder verlangen ihr Recht. Einkauf, einige Verpflichtungen zwischendurch, eventuell gibt es auch mal Ärger. Da kann schon allerhand Betriebsamkeit zusammen kommen, welche die derzeitige Belastbarkeit übersteigt. Die Milchquelle läßt prompt nach. Wer dann gleich die Ruhe verliert und zur Flasche greift, überwindet den vorübergehenden Milchrückgang schwerer oder gar nicht.

In der Klinik mag die Milch ausreichend gewesen sein, aber:

- *Stabil wird die Milchbildung erst nach etwa 3 bis 4 Wochen.*
- *Bis dahin bleibt sie störanfällig durch Einflüsse von außen.*

Deshalb ist es besser, sich nicht gleich so viel vorzunehmen. Man braucht noch Zeit, um sich ganz auf das Baby einzustellen. Schaffen Sie sich einen ruhigen, stetigen Tagesablauf. Hier kann die ganze Familie mithelfen und zur Entlastung der Mutter beitragen. Auch verständnisvoller Zuspruch, Zärtlichkeit und kleine Aufmerksamkeiten durch den Vater verbessern den Stillerfolg offensichtlich. Und für die Erhaltung der Brusternährung gilt auch hier das auf Seite 41 gesagte: Häufiger anlegen.

Wird mein Kind satt?

- *Wenn es wenigstens fünfmal täglich nasse Windeln hat,*
- *wenn es nach der Mahlzeit zufrieden einschläft,*
- *3 bis 4 Stunden durchschläft,*
- *wenn es mit Ausnahme der ersten beiden Lebenswochen wöchentlich 150 bis 200 g zunimmt,*

dann bekommt es, was es braucht. Wir sprechen hier von normalgewichtigen Kindern und auch nicht von den ersten 2 bis 3 Wochen der Anpassung von Mutter und Kind. In dieser ersten Zeit ergeben sich nicht selten kürzere Abstände zwischen den Mahlzeiten. Das ist ganz normal. Bei untergewichtigen Neugeborenen ist sowieso eine individuelle kinderärztliche Beratung nötig.

Legen Sie Ihr Baby in gesunden Tagen einmal in der Woche auf die Waage (möglichst immer zur selben Tageszeit vor der Mahlzeit auf die gleiche Waage), dann wissen Sie genug. Bei voller Brusternährung, gefüttert nach Bedarf, braucht man nicht mehr zu wissen, weil sich eigentlich alles selbst regelt.

Jedoch nicht alle Mütter sind mit diesem „Naturprogramm" zufrieden, weil sie beim Stillen eben nicht sehen, was in Babys Bauch hineinkommt. Wir hören deshalb gar nicht so selten, daß Mütter ihre Milch abpumpen und per Flasche füttern. Nun wüßten sie wenigstens, was drin ist. Die Mühe ist zwar anzuerkennen, aber trotzdem bringt der Umweg über Pumpe und Flasche unnötige Verluste. Die direkt getrunkene Milch hat die höchste Qualität.

Wer die Trinkmenge unbedingt genau wissen will, der kann den fertig angezogenen Säugling vor dem Stillen auf die Waage legen und nach der Mahlzeit wieder. Die Gewichtszunahme zeigt dann, wieviel er getrunken hat. Diese sogenannte Stillprobe verrät uns aber nicht, ob es genug war für seinen Appetit. Die Nahrungsmengen bei den einzelnen Mahlzeiten schwanken sehr stark. Bei einer Mahlzeit trinkt er weniger, bei der anderen glatt das Doppelte. Meist sind die ersten beiden Mahlzeiten vormittags größer als die folgenden. Wenn man so die Nahrungsmengen bestimmen will, muß man über den ganzen Tag alle Mahlzeiten wiegen und die Tagesmenge zusammenzählen. Das wäre schon eine bessere Orientierung. Entsprechend wird es auch in den Entbindungskliniken durchgeführt. Aber viele Mütter würden sich mit der dauernden Wiegerei nur nervös machen, denn so wie der Zeiger an der Waage, geht dann auch ihr Stimmungsbarometer hinauf oder hinunter. Besonders gilt das für die erste Zeit der Anpassung in der Klinik. Lassen Sie sich nicht aus der Ruhe bringen. Sie übersehen sonst, daß eigentlich das Gedeihen des Kindes interessiert und nicht seine Trinkmenge. Wir nennen Ihnen hier bewußt keine Milchmengen, denn die Waage erzählt Ihnen auch nicht, wie die Zusammensetzung der Muttermilch schwankt. Ihr Fettgehalt kann von Mahlzeit zu Mahlzeit, aber auch von Frau zu Frau recht unterschiedlich sein. Höherer Fettgehalt sättigt mehr – das Kind braucht und trinkt weniger Menge. Bei geringerem Fettgehalt trinkt es dagegen mehr. Selbst solche Feinheiten regeln sich in dem gut abgestimmten Wechselspiel von Angebot und Nachfrage zwischen Mutter und Kind.

Auch die Dauer einer Mahlzeit sagt nicht, wieviel ein Kind trinkt. In den ersten 5 Minuten wird der größere Teil der Mahlzeit abgenommen, dann wird es weniger effektiv. Länger als 20 Minuten saugen zu lassen, ist in der Regel nicht nötig, aber durchaus möglich, wenn Sie und Ihr Kind das wünschen.

Bei frei gewählter Fütterung nach Bedarf wird eine voll zufriedenstellende Milchmenge leichter, schneller und sicherer erreicht als bei starrem Zeitplan, vielleicht gar noch mit Nachtpause. Die Milch geht auch schon früher in reifere Formen über. Der anfängliche Gewichtsverlust des Neugeborenen bleibt geringer. Dementsprechend erreicht das Kind schneller wieder sein Geburtsgewicht.

Besonders aufregend für manche Mütter ist es, wenn ein etwa gleichaltriges Kind der Freundin oder Nachbarin viel dicker ist als das eigene. Wird doch noch von vielen ein hohes Gewicht als Beweis für hingebungsvolle Pflege und elterliche Pflichterfüllung empfunden. Sie können sich rasch in der Wachstumskarte am Ende des Heftes orientieren und hoffentlich beruhigen. Dort ist auch beschrieben, wie man sie benutzt. Denn Ängste und Aufregungen, die sich um die hier besprochene bange Frage drehen können, ob meine Milch auch für mein Kind ausreicht, hemmen die Stillfähigkeit.

Brustpflege

Vor der Geburt: Am besten beginnen Sie schon in den letzten 2 Monaten der Schwangerschaft, Ihre Brust auf die Beanspruchung durch ihren Säugling vorzubereiten:

Kalte Waschungen der Brust morgens und abends fördern die Durchblutung, zunehmend kräftigeres Abreiben mit einem Frottier-Handtuch, später auch mit einer weichen Körperbürste, machen die Haut unempfindlicher und widerstandsfähiger.

Brustwarzen und Umgebung werden so allmählich abgehärtet und vertragen dann die Saugarbeit Ihres Babys noch besser. Auch vorsichtige Sonnenbestrahlung kann günstig sein. Zu enge und die Brust zu stark hebende Kleidungsstücke vermeiden, weil sie die Durchblutung behindern können und damit auch die Milchbildung nach der Geburt.

Vor dem Anlegen: Der Sauberkeit gebührende Beachtung! Das gilt besonders für die ersten 2 Wochen.

In dieser Zeit ist der Wochenfluß hochinfektiös. Deshalb peinliche Sauberkeit beim Vorlagenwechsel. Hände waschen vor jedem Anlegen und vor jeder Berührung der Brust. Die Brust selbst wird morgens und abends gut gewaschen. Ob man Brustwarze und Umgebung auch noch vor jedem Anlegen abwaschen soll, ist Ansichtssache. Aber da zwischen den Mahlzeiten immer etwas Milch ausläuft und mitunter auch antrocknet, ist es schon günstig, mit Mulltupfer und frischem Leitungswasser diese Gegend nochmals zu reinigen. Das ist in jedem Falle nötig, wenn Sie keimhemmende Puder oder Salben verwenden (s. Seite 50).

Wenn nach 2 bis 3 Wochen die Brustwarzen widerstandsfähiger sind, kann man im Vertrauen auf den hohen Infektionsschutz der Muttermilch großzügiger verfahren im obengenannten Sinne. Sonst würde ja manches von der praktischen Einfachheit der natürlichen Ernährung durch kompliziertere Vorbereitung wieder verlorengehen.

Nach der Mahlzeit: Nach jedem Anlegen wird die Brust vorsichtig tupfend abgetrocknet. Manche Mütter lassen die Brust dann noch eine Weile an der Luft trocknen, bevor sie den Büstenhalter wieder schließen, weil sie fühlen, daß ihnen das gut tut. In den Büstenhalter wird eine saubere Windel eingelegt oder ein anderes saugfähiges Tuch (nicht Watte oder Wolle). Nach etwa 6 Wochen ist alles so gut eingespielt, daß saubere Taschentücher genügen. Sie tragen nicht so auf. Auf keinen Fall darf luftdichte Kunststoffolie oder Gummituch eingelegt werden aus Sorge vor dem Durchfeuchten bei stärkerem ungewolltem Milchfluß. Dann kann die Feuchtigkeit nicht verdunsten, und die Haut weicht unnötig auf und wird verletzlich. Gerade das müssen wir vermeiden.

Wenn die Brustwarzen wund werden: Mitunter ist die Haut anfangs noch nicht ganz der Beanspruchung gewachsen und wird wund. Manche Frauen haben zartere Haut als andere. Manche haben sich auch vorher nicht so um die Abhärtung bemüht, und schließlich gibt es auch Kinder, die kräftiger auf der Brust „herumkauen" als andere. Wunde Haut tut aber weh bei Berührung, besonders wenn kleine Einrisse entstehen (Brustwarzenschrunden). Und die Haut dieser Gegend ist ohnehin sehr empfindlich. Das verleitet dazu, weniger oder kürzer anzulegen und auch andere Bemühungen zur Milchentleerung unvollständiger durchzuführen. Dann kann sehr schnell eine Milchstauung entstehen, die noch mehr weh tut. Deshalb...

- *Regelmäßig entleeren – jetzt erst recht.*

Zusätzlich zum Anlegen des Kindes massiert man vorsichtig die harten Stellen (Milchknoten) und versucht, sie in Richtung Warze auszustreichen. Man kann auch vorteilhaft für kürzere Zeit anlegen und dafür häufiger. Der Säugling meldet sich schon, um auf seine Menge zu kommen.

Saughütchen

Ein Saughütchen (Abb. 19/20) kann auch gute Dienste leisten, indem es bei Wundsein oder übermäßiger Berührungsempfindlichkeit der Brustwarzen das Stillen schmerzloser und schonender für die Mutter gestaltet.

Nur kommen manche Kinder schlechter damit zurecht. Sie müssen nämlich kräftiger saugen, und die Mutter muß durch melkendes Ausstreichen auch ein bißchen nachhelfen.

Handmilchpumpen

Sie werden besonders in der Anfangszeit gern benutzt, um nach der Mahlzeit die Brust noch vollständig zu entleeren (Abb. 21). Wirklich leer ist die Brust natürlich niemals, da Milch laufend neugebildet wird. Also nicht übertreiben! Manche Kliniken nahmen diese Milchpumpen ganz aus ihrem Routineprogramm heraus – und erreichten noch bessere Stillergebnisse. Aber man kann damit auch die Milch bei wunder Brust gewinnen, ohne das Kind anzulegen. Manche empfinden das als schonender und füttern die abgepumpte Milch anschließend per Flasche. Das soll die Ausnahme bleiben.

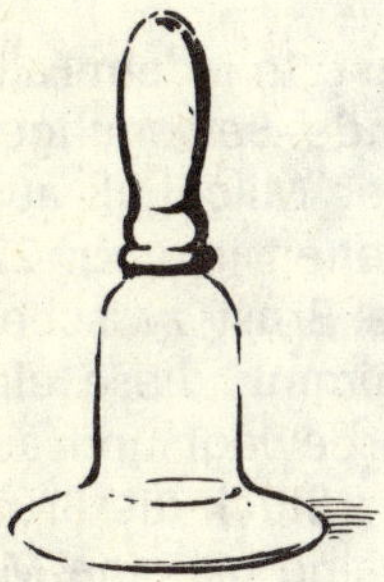

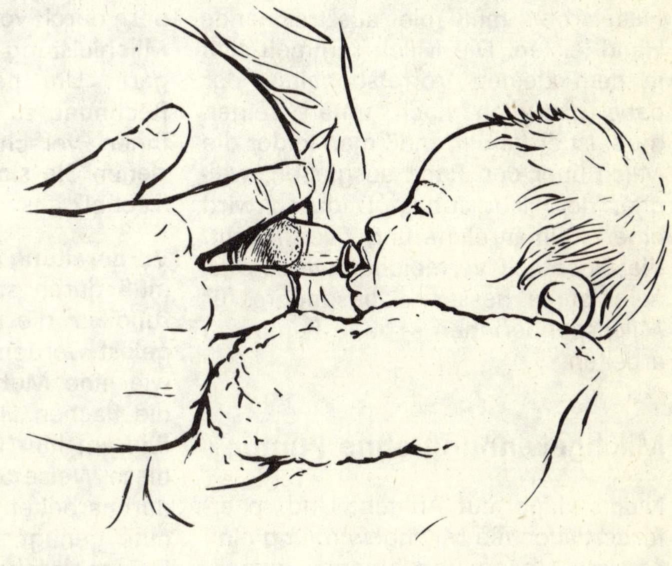

Abb. 19: Saughütchen.
Abb. 20: Bei aufgesetztem Saughütchen müssen die Babys kräftiger saugen.

Abb. 21: Abdrücken bei angesaugter Handmilchpumpe

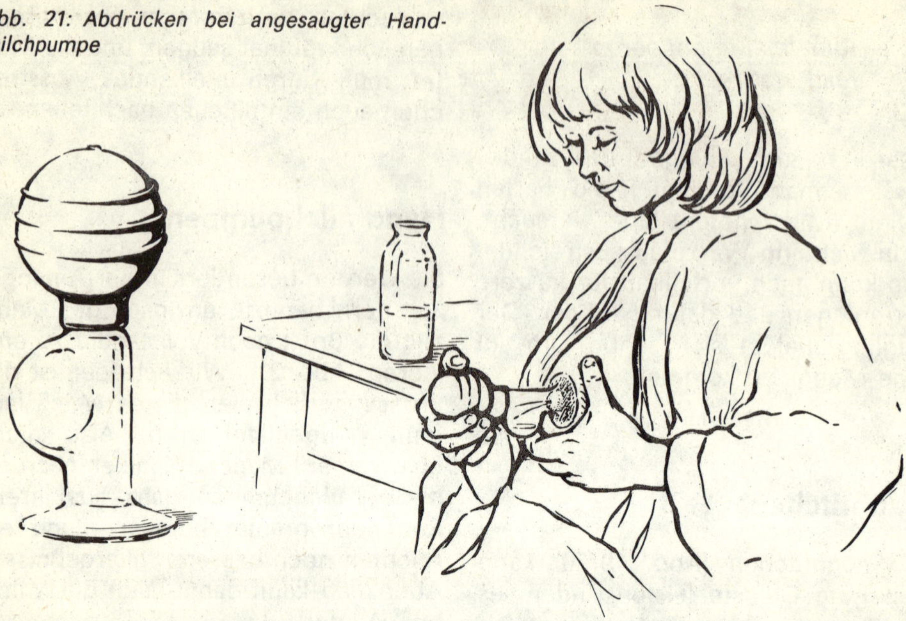

Die Pumpe wird so angesetzt, daß sie rings um die Brustwarze aufsitzt und die Warze ansaugt (Abb. 21). Dieses Ansaugen ist mehr für den testen Sitz der Pumpe von Bedeutung, die Hauptarbeit muß die ausstreichende Hand leisten. Die Milch sammelt sich in dem kleinen Vorratsbehälter, der dabei natürlich nach unten zeigen muß. Ist er gefüllt, muß man leider die Milch über den Rand ausgießen, welcher der Haut auflag. Dadurch wird eine Keimanreicherung verursacht, die eigentlich vermeidbar wäre. Deshalb ist es besser – besonders für Milchspenderinnen – ohne Pumpe zu arbeiten.

Milchgewinnung ohne Pumpe

Nichts klappt auf Anhieb. Und so erfordert auch die Milchgewinnung eine gewisse Übung und anfangs manchmal auch Geduld. Trotzdem ist alles sehr einfach, mit eigenen Mitteln durchführbar. Es ist die sauberste und zugleich wirksamste Methode überhaupt. Damit können Sie nicht nur Ihren eventuell wunden Brustwarzen eine Erholungspause verschaffen, sondern durch vollständige Entleerung die Milchleistung erhalten und sogar steigern. Um persönlichen Eigenheiten Rechnung zu tragen, beschreiben wir Ihnen verschiedene Methoden, aus denen Sie sich die für Sie günstigste Technik auswählen können:

Vorbereitung der Brust: In jedem Falle muß durch streichende Bewegungen rund um die Brust der Milchfluß ausgelöst werden. Sie sehen in Abb. 22, wie eine Mutter ihre Brust zwischen die flachen Hände nimmt, diese einfühlsam hin- und herbewegt und auf diese Weise Stück für Stück die Brust durcharbeitet. Eine halbe bis eine Minute genügt, um die Milch aus den Drüsenbläschen in die Milchgänge hineinzubringen (Milchspendereflex). Nun können die Milchgänge in Richtung Brustwarze ausgestrichen werden. Wenn die Milch dabei nicht mehr recht fließen will, dann muß man diese Art Vorbereitung wiederholen, und die Milch fließt dann wieder wunderbar.

Ausstreichen: Am schonendsten streicht man bei sehr voller Brust mit der ganzen Handfläche warzenwärts, wobei die andere Hand von unten dagegen drückt. Am schonendsten für die Brust deshalb, weil sich der Druck über die ganze Handseite auf eine große Fläche verteilt. Dafür ist es natürlich nicht so wirksam, weshalb man mit dieser Methode nur beginnen kann.

Abdrücken mit zwei Händen: Beide Hände umgreifen mit 4 Fingern die Brust von unten. Die Daumen liegen oben auf und streichen mit regelmäßigem Druck die Milchgänge warzenwärts aus. Man fühlt die Milchgänge dabei sehr gut und kann ihnen folgen. Manche Mütter drücken vorwiegend mit den Daumenspitzen so kräftig, daß sie mitunter blaue Flecken auf der Brust bekommen. Sie entstehen durch kleine Verletzungen unter der Haut, und diese können dann für mehrere Tage das Abdrücken schmerzhaft machen. Deshalb die Daumen breitflächig auflegen, einschließlich Daumenballen.

Wie aus einer kleinen Gießkanne spritzt die Milch in mehrfachem feinem Strahl heraus, und man muß ins Auffanggefäß zielen. Deshalb einen größeren ausgekochten Glastrichter in die Säuglingsflasche stecken, die man sich zwischen die Oberschenkel klemmt. Eine untergelegte Windel schützt die Kleidung.

Abdrücken mit einer Hand: Das geht sinngemäß ganz ähnlich vor sich, wie

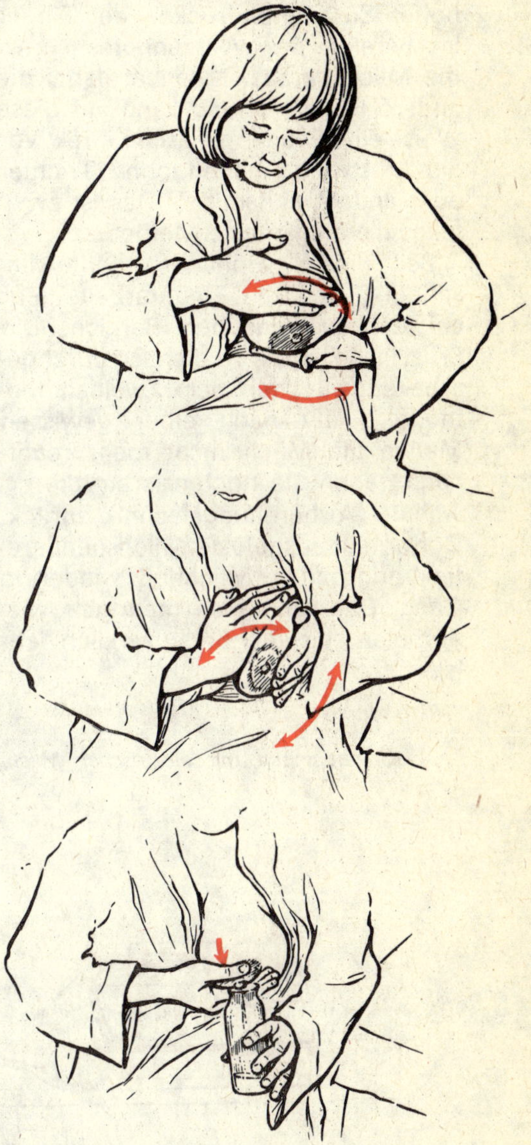

Abb. 22: Durch kreisförmiges Streichen der Brust wird der Milchaustreibungsreflex ausgelöst, so daß sich die Milch dann leichter abdrükken läßt.

aus dem Bild zu erkennen. Auch hier streicht der Daumen unter leichtem Druck gegen die übrigen Finger die Milchgänge aus. Durch rasch wiederholtes Zusammendrücken der Finger im Bereich des Warzenhofes spritzt die Milch heraus. Man hat dabei die andere Hand frei und kann auf diese Weise eine Säuglingsflasche direkt vor die Brustwarze halten ohne Trichter oder andere Hilfsmittel. Das ist zweifellos die eleganteste Methode.

Bei dieser Einhandmethode beschränkt sich die Fingerarbeit mehr auf den warzennahen Bereich. Die Brust insgesamt wird nicht so durchgearbeitet wie bei der Zweihandmethode. Fließt nach einer gewissen Menge die Milch nicht mehr recht, dann gehen Sie nochmals auf die erwähnte Vorbereitungstechnik zurück. Der erneut ausgelöste Milchspendereflex bringt den Milchfluß wieder in Gang. Das kann man mehrmals wiederholen, bis die Brust wirklich leer ist.

Elektrische Milchpumpe

Wenn die einfacheren Methoden nicht ausreichen sollten, dann stehen kräftigere elektrische Milchpumpem zur Verfügung (Abb. 23). Sie sind recht teuer und kommen deshalb nur für Kliniken in Betracht. Wenn Sie nach Ihrer Entlassung in Schwierigkeiten kommen sollten, dann setzen Sie sich mit Ihrer Frauenklinik in Verbindung. Sie wird Ihnen über diese Klippe hinweghelfen.

Gegenseitige Hilfe unter Müttern

Letztlich ist ein ordentlich trinkendes Kind doch die wirksamste, schonendste und damit angenehmste Milchpumpe. Das wissen auch viele Frauen und helfen sich manchmal untereinander mit ihren Kindern aus. Wenn der kleine Felix noch nicht so richtig will oder noch nicht so richtig kann, so

Abb. 23: Abpumpen mit elektrischer Milchpumpe

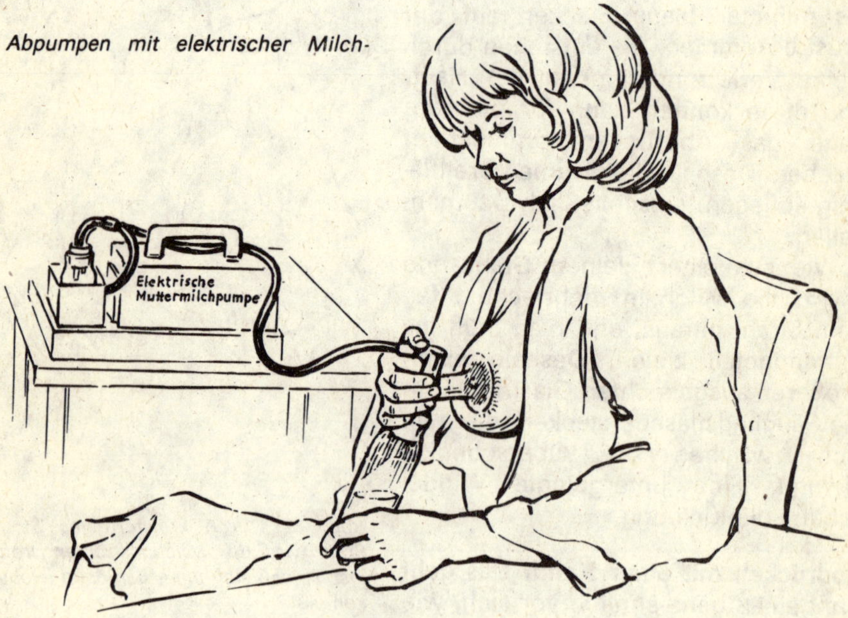

daß sich schon Stauungsbeschwerden bemerkbar machen und die Mutterbrust durch das unentschlossene Herumnuckeln wund geworden ist, dann kann die gut trinkende Miriam von der Mutti im Nachbarbett vorübergehend einspringen, die Stauung überwinden helfen. Und ihre Mutti wiederum mit bereits gut gehender Brust, stellt den kleinen Felix zufrieden. So ist allen gedient. Das kann natürlich nicht auf ärztliche Anordnung geschehen. Es entsteht zuweilen als eine Art Soldiarität der Mütter untereinander. Warum auch nicht?

Hautpflegemittel

Neben der konsequenten Milchentleerung bewähren sich bei Neigung zum Wundwerden der Brustwarzen und Umgebung hautfreundliche Salben: Lactalbin-Salbe ist recht günstig, Chlorophyllin-Salbe und manche andere auch. Sie wirken entzündungshemmend, keimhemmend und machen die Haut geschmeidig, mitunter aber auch zu weich. Vor der nächsten Mahlzeit wischt man sie mit etwas Bioplant-Kinderöl ab. Bei entzündlichen Einrissen (Schrunden) ist manchen Müttern auch das Trockenhalten mit keimhemmendem Puder angenehm und wirkt gut (Tonil „fein" – rezeptpflichtig, Chlorhexidinpuder – rezeptfrei). Sollte die Haut dabei zu trocken werden und somit wieder spröde, dann eben zwischendurch mal dünn Salbe auftragen! Das besagt: Nicht *ein* bestimmtes Rezept löst alle Probleme. Sie fühlen recht gut, ob und wie lange Ihnen eine Behandlungsmethode angenehm ist. Das ist eine recht brauchbare Richtlinie, sofern Sie nicht in ärztlicher Kontrolle sind.

Unbegründete Sorgen

Sorgen um die Figur

„Ich laß mir doch den Busen nicht so ausleiern", meinte eine Patientin etwas schnoddrig. Natürlich wird die Brust während der Schwangerschaft und Stillzeit größer und schwerer, bildet sich danach aber wieder weitgehend zurück. Wenn bei manchen Frauen die Form nicht ganz erhalten bleibt, dann sei nicht unerwähnt, daß das auch Frauen geschieht, die keine eigenen Kinder haben. Vorsorglich können Sie zweierlei tun: Sorgen Sie erstens dafür, daß Sie nicht wesentlich dicker werden, denn dabei würde sich auch ohne Schwangerschaft die Brustform verändern. Übrigens nehmen Frauen, die nach 3 Monaten noch stillen, deutlich mehr an Gewicht ab – auch zu dieser Zeit noch – als Frauen, die innerhalb der ersten 10 Tage abstillen.

Sorgen Sie zweitens dafür, daß die Brust durch einen gut sitzenden Büstenhalter ausreichend gestützt wird, damit Haut und Unterhaut nicht unnötig gedehnt und dann natürlich schlaffer werden. Messen Sie entsprechend Abb. 24 zu Beginn der Schwangerschaft den Abstand zwischen Brustwarze und Oberrand des Brustbeins. Ein verstellbarer BH kann diesen Abstand dann während der ganzen Zeit konstant halten.

Die Elastizität der bindegewebigen Aufhängung läßt mit zunehmendem Alter nach, beim einen früher, beim anderen später. Vielleicht beruhigt manche auch der Hinweis, daß das sogenannte Leitbild der Brüste in Größe und Form sehr stark mit der jeweils herrschenden Mode schwankt, auch danach, welcher Filmstar gerade besonders beliebt ist. Soll man sich so abhängig machen? Solche ästhetischen oder auch sexuellen Gesichtspunkte erschweren manchen, sich darauf einzustellen, daß dem bisherigen Blickfang für Männeraugen nun eine ganz andere biologische Aufgabe zukommt. Sie müssen sich erst an den Gedanken gewöhnen, daß genug Milch und geeignete Brustwarzen jetzt wichtiger sind als die modellgerechte Brustform. Persönliches Partnerverhältnis, und Einstellung zum eigenen Kind können das leichter oder schwerer machen.

Manche Frauen halten einen Still-BH nur in den ersten Wochen nach der Geburt für notwendig, wenn die Brust noch geschwollen und schwer ist. In dieser Anfangszeit läuft auch noch unkontrolliert Milch aus. Dann ist eine saugfähige Stilleinlage im BH angenehm. Nach etwa 6 Wochen, wenn die Brust fast wieder ihre ursprüngliche Größe angenommen hat, sind spezielle Still-BH entbehrlich. Frauen, die vorher keinen BH trugen, können auch jetzt wieder darauf verzichten und sich auf ihr eigenes Empfinden verlassen.

Andere Mütter glauben, daß man über Gebühr essen müsse, um genügend Milch zu haben, und werden deshalb runder. Auch das ist nicht nötig. Wir kommen darauf im Abschnitt „Zur richtigen Lebensweise der stillenden Mutter" zurück (s. S. 53). Wir könnten noch eine ganze Reihe anderer Vorbehalte aufzählen, die Sie sich aus diesem Heft alle selbst entkräften können.

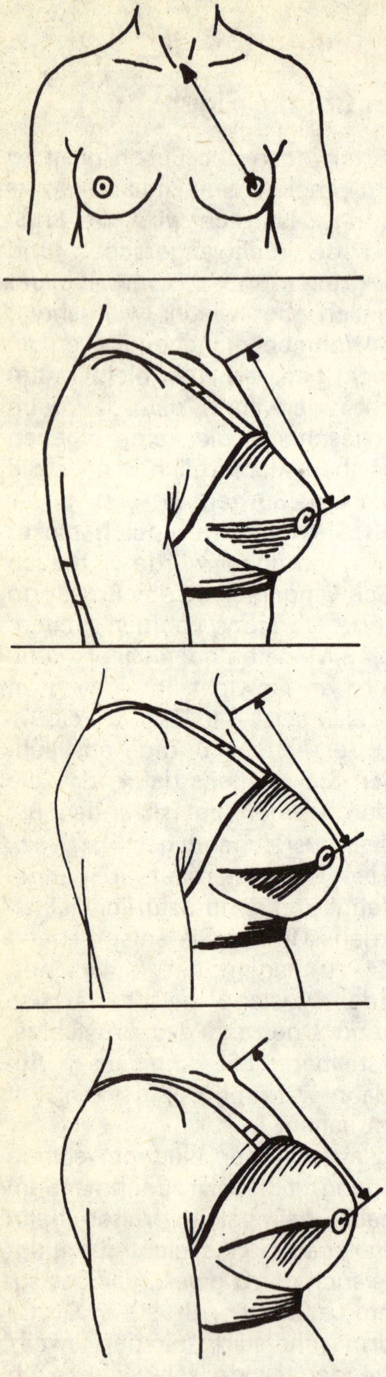

Abb. 24: Ein verstellbarer BH hält den Abstand zwischen Brustwarze und Oberrand des Brustbeins konstant.

Sorgen um die Brustwarzenform

Kleine Warzen, Flach- oder Hohlwarzen scheinen für manche Frauen künftige Stillschwierigkeiten anzumelden.

Aber das muß keinesfalls so sein und vor allem, man kann etwas dagegen tun. Das einfachste Mittel ist täglich mehrmaliges Ansaugen mit einer Handmilchpumpe während der letzten 8 Schwangerschaftswochen. Auch sogenannte Brustschilder in den Büstenhalter eingelegt, können Flach- oder Hohlwarzen vordrücken. Wenn die Warzen mit 2 Fingern gefaßt und vorgezogen werden können, dann gelingt das auch dem Säugling beim Ansaugen. Sie wissen ja, daß ein Baby viel mehr als nur die Warze mit seinem Munde faßt. Ist es dann soweit, treten bei der Vorbereitung zum Füttern die Brustwarzen durch kleine Schwellkörper stärker hervor. Sollte wider Erwarten im Ausnahmefall das Anlegen nicht gelingen, dann kann man über Saughütchen, Abpumpen oder Abdrücken letztlich doch eine volle Brusternährung erreichen.

Ermüdet Stillen?

Manche behaupten das. Aber man hört in den ersten Wochen genauso von Müttern, die ihrem Kind mit der Flasche künstliche Fertignahrung füttern, daß sie dauernd müde seien. Nach einer Zeit besonderen Leistungsanspruchs, wie sie Schwangerschaft und Geburt ja mit sich brachten, kehren die vollen Kräfte erst allmählich zurück. Auch die Einstellung auf das Kind, auf eine Person mehr im Haushalt mit Säuglingspflege, verkürzter und zunächst gestörter Nachtruhe, bis auch das Baby seinen Rhythmus gefunden hat, ist ziemlich anstrengend und macht rechtschaffen müde. Dafür nur das Stillen anzuschuldigen, ist also nicht recht überzeugend. Frau B. schrieb uns sogar ihre gegenteilige Erfahrung: „Das Stillen war für mich ein Ruhepunkt, mit meinem Baby schöpfte ich neue Kraft."

Zur richtigen Lebensweise der stillenden Mutter

Sie soll im Grunde genommen nicht anders sein als sonst gewohnt, nur ein bißchen bedächtiger. Der Nachtschlaf ist durch das Baby zunächst verkürzt. Das soll möglichst durch 1 bis 2 Ruhepausen mit einem Nickerchen am Tage ausgeglichen werden. Nehmen Sie sich das fest vor. Müde ist man ohnehin. Da fällt ein Schläfchen nicht schwer, wenn man sich seine Umgebung entsprechend organisieren kann. Tut man das nicht, wird man abgespannt, regt sich leichter auf, ärgert sich über dies und jenes – und prompt geht die Milch zurück. Also innere Ausgeglichenheit, Stetigkeit und Ruhe sind wichtig.

Muß man jetzt für zwei essen?

Man braucht mehr Flüssigkeit, mindestens soviel zusätzlich, wie die Stillmenge beträgt. Das sollen nicht nahrhafte, energiereiche Getränke sein, wie Warmbier, Suppen oder was so zuweilen als „milchtreibend" angepriesen wird. Malzkaffee, Fruchtsaft oder irgendein nicht aufregender Tee (wenig oder keinen Zucker dazu), zweckmäßigerweise auch 1/2 l Milch sind das richtige.

Die Kost soll den bewährten Regeln der gesunden Ernährung folgen: abwechslungsreich, größerer Gemüse- und Obstanteil – auch als Rohkost –, Vollkornbackwaren, Quark, Käse, Eier und nicht so fettes Fleisch bzw. Fisch. Manche wollen es besonders gut machen und verzehren übergroße Mengen an Obst, was dann beim Säugling zu einer Hautreizung im Windelbereich führen kann. Manche

Früchte wie Erdbeeren und Apfelsinen können das auch schon, in üblicher Menge verzehrt, hervorrufen, mitunter auch etwas dünnere Stühle bei den Kleinen verursachen, auch mal einen wunden Po. Das muß aber nicht so sein. Die aufmerksame Mutter wird auf solche Zusammenhänge achten und sich danach richten.

Der Energiebedarf liegt für voll stillende Mütter etwas höher als sonst. Es werden reichlich viermal soviel Kilojoule zusätzlich gebraucht wie Milliliter Muttermilch abgegeben werden. Sie sollen deshalb nicht anfangen zu rechnen oder einen strapaziösen „Jouleplan" aufstellen. Das regelt der Appetit ganz von selbst. Sie haben nur ihr eigenes Körpergewicht in Abständen zu kontrollieren, damit Sie nicht wesentlich zunehmen. Sollten Sie auf Hinweise der Waage ein bißchen bremsen müssen, dann in erster Linie auf Süßigkeiten, Kuchen, Mehlspeisen und fette Fleischsorten verzichten. Solche Begrenzung der Kost wirkt sich nicht nachteilig auf die Milchbildung aus.

Die Brust nimmt sich das, was sie braucht.

Erst bei echten Hungerzuständen durch Unterernährung, wie sie bei uns nicht vorkommen, wird mangelhaft Milch gebildet.

Für viele Frauen sicher angenehm zu wissen: Stillende erreichen das Gewicht, das sie vor der Schwangerschaft hatten, schneller als Nichtstillende. Milchbildung erfordert eben auch Energie. Das körpereigene Fett wird mobilisiert.

Umgekehrt kann man auch mit reichlichem Essen die Milchbildung nicht steigern. Man wird bloß dick davon.

Die Trinkmenge allerdings, wie oben schon erwähnt, hat erheblichen Einfluß. Man kann mit Dursten die Milchmenge verringern (was Sie hoffentlich nicht wollen. Siehe dazu auch unser Beispiel Seite 58f.), man kann sie durch reichlicheres Trinken erhöhen. Das hat aber auch seine Grenzen.

Genußmittel und Medikamente

Bohnenkaffee und schwarzer Tee können das Kind unruhig machen. Aber guter Schlaf ist genauso wichtig für die Entwicklung wie gute Ernährung.

Alkohol kann es schläfrig und damit trinkfaul werden lassen, was wiederum nachteilig auf die Milchbildung wirken kann.

Tabakrauch beeinträchtigt nicht nur die Milchbildung. Die gefäßverengende Wirkung des Nikotins führt zu schlechterer Durchblutung der Organe, auch der Brust. Selbst das Einatmen des Zigarettenrauches anderer (passiv rauchen) wirkt in dieser Richtung. Die ganze Familie muß also darauf Rücksicht nehmen. Auch das Kind selbst hat Tabakrauch gar nicht gern. Stark verräucherte Zimmerluft kann unter Umständen zu Vergiftungserscheinungen mit Erbrechen und Durchfall beim Säugling führen. Auf längere Sicht erkranken Kinder in Raucherfamilien häufiger an Bronchitis. Das sei deshalb erwähnt, weil manche Eltern in dieser Beziehung sehr sorglos oder verständnislos mit ihren Kindern umgehen.

Mit Verboten ist es nicht getan. Sicher können Sie gelegentlich eine Tasse Kaffee, Tee oder auch ein Gläschen Wein trinken. Wenn es dabei bleibt, müssen Sie nicht auf alles verzichten, was Ihnen vielleicht lieb ist.

Sie wissen nun, wie Ihr Kind mitreagieren kann, werden es besser daraufhin beobachten und auch leichter Beschränkungen auf sich nehmen. Manche Mütter verzichten während des Stillens grundsätzlich auf solche Genußmittel, weil sie diese als Fremdstoff für ihr Kind empfinden und sich mit ihrer Lebenshaltung ganz und gar schützend vor ihr Baby stellen.

Das Gesagte gilt in umfassender Weise auch für viele Medikamente.

Die „Pille". Bei stillenden Müttern kommt die Eireifung später wieder in Gang als bei nichtstillenden. Das begrenzt zwar die Möglichkeit, erneut schwanger zu werden, bietet aber *keine Sicherheit.* Hormonelle Empfängnisverhütung (Pille) hemmt jedoch in gewissem Maße die Milchbildung, sofern es sich um Präparate mit höherem Gehalt an follikelhormonartigen Stoffen (Oestrogenen) handelt. Andere Präparate mit niedrigem Gehalt an gelbkörperhormonartigen Stoffen (Gestagene) haben zwar keinen Einfluß auf die Milchmenge, vermindern aber den Fett- und Kalziumgehalt der Muttermilch. Man kann also während der Stillperiode keine Pillenart empfehlen. Hormonwirkungen am Kind werden äußerst selten gesehen und sind ohne praktische Bedeutung. Am wenigsten eingreifend und genauso sicher ist es, wenn sich beide Partner während der gesamten Stillperiode auf das Kondom als Empfängnisverhütungsmittel einigen können. Der Wunsch nach Intimkontakt ist in der Stillzeit nicht schwächer, sondern eher stärker als sonst. Um so wichtiger erscheint es uns, für Liebe ohne Angst zu sorgen.

Andere Medikamente. Grundsätzlich können alle Medikamente, welche die Mutter einnimmt, in die Milch übergehen. Manche findet man entsprechend der im Blut nachweisbaren Konzentration, manche sehr viel weniger und wieder andere sogar angereichert. Das hängt von vielen Faktoren ab. Aber nicht allein die Menge interessiert. Auch der junge Säugling hat Besonderheiten in seinem Stoffwechsel, seinem Wasserhaushalt, seiner Nierenleistung, welche Wirkung und Verarbeitung eines Medikamentes ganz anders gestalten können als bei der Mutter. Deshalb

- *Sagen Sie bitte Ihrem Arzt, daß Sie stillen, wenn eine medikamentöse Behandlung erwogen werden muß.*

Wie lange soll man stillen?

– 4 bis 6 Monate ohne Zufüttern

4 Monate ausschließlich Muttermilch sollte die Mindestnorm sein.

Bis 6 Monate ist weiteres Stillen auch noch eindeutig nützlich und ohne jede Zufütterung möglich, sofern das Kind gut gedeiht. Es kommt ausnahmsweise auch vor, daß eine Mutter so auf die Brustnahrung schwört und ihr Kind so schlecht beobachtet, daß sie gar nicht merkt, wie es bei ungenügender Milchmenge nicht mehr recht gedeiht. Wir stellen also nicht nur eine Empfehlung vor Sie hin, sondern versuchen auch in verschiedenster Weise zum Beobachten des Kindes anzuregen. Eine Hilfe dafür soll auch die Gewichtsverlaufskurve auf der dritten Umschlagseite sein, nach der Sie sich orientieren können.

Erst nach dem 6. Monat muß man in jedem Falle mit einer Breimahlzeit beginnen. Der Säugling kann nun den steigenden Bedarf bei zunehmendem Körpergewicht nicht mehr allein durch größere Menge an Muttermilch ausgleichen, woran sich die Brust ja anpassen würde, aber sein Magen kann nicht mehr fassen. Deshalb wird konzentriertere Nahrung erforderlich, wie sie als Brei angeboten werden kann.

Aber es gibt keinen Grund, ab 7. Monat nun schon ganz abstillen zu müssen. Ernährungsumstellungen bei Säuglingen soll man immer allmählich machen. Man ersetzt also eine Brustmahlzeit durch einen gemüsehaltigen Brei (Fertigbrei) und gibt noch dreimal Brust. Meistens hat sich inzwischen der Fütterungsrhythmus auf 4 Mahlzeiten eingestellt. Je nach Bedarf ergibt sich einige Zeit später eine zweite Breimahlzeit (Milchbrei). Manche Mütter kommen bis zum Ende des Babyjahres noch in dieser Weise mit 2 Brust- und 2 Breimahlzeiten aus, wenn der Säugling auch ab 9. Monat anfängt, zusätzlich etwas Festes zu essen (Bröckchen) und aus der Tasse zu trinken (Milchkaffee). Eine Flasche braucht er dann nie.

Sie mögen vielleicht staunen, weil es tatsächlich bei uns selten vorkommt, daß Mütter so lange die Brust geben. Aber die meisten wissen ja zu wenig darüber, und ihre Bemühungen scheitern deshalb schon sehr viel früher. Wer sich in den ersten 2 bis 3 Monaten richtig eingespielt hat, der erreicht auch ohne nennenswerte Schwierigkeiten 4 bis 6 Monate. Und wer 6 Monate geschafft hat, dem hat sich diese Methode als so praktisch erwiesen, daß die nächsten Monate bei gemischter Ernährung auch nicht zum Problem werden.

Verkürztes Verfahren

Reicht die eigene Milch oder der gute Vorsatz nicht so lange, dann muß eben entsprechend früher zugefüttert werden. Selbst wenn man 4 Monate voll gestillt hat und dann mit dem 1. Brei (Gemüsebrei) anfängt, hat man auch noch die Chance, ohne Flaschennahrung auszukommen. Mit 5 Monaten kann man den 2. Brei einordnen und mit 6 Monaten einen dritten, falls die Muttermilch knapp wird.

Zwiemilchernährung

Haben Sie all die genannten Hinweise und „Tricks" zur Steigerung und Erhaltung der Milchbildung mit Geduld befolgt und müssen doch an der mangelhaften Gewichtszunahme und Unruhe Ihres Babys feststellen, daß die eigene Milchquelle nicht genügend liefert, dann heißt der nächste Schritt: Künstliche Flaschennahrung zufüttern.

Die fehlenden Mengen werden entsprechend den Richtwerten für Säuglingsfertignahrung ergänzt, die Sie sich auf der Mütterberatungsstelle sagen lassen. Nehmen Sie diese einschneidende Änderung in der Ernährung Ihres Kindes möglichst nicht auf eigene Faust vor. Nicht allzu selten entstehen bei jungen Säuglingen Durchfallserkrankungen im Zusammenhang mit diesem Übergang auf künstliche Fertignahrung.

Wie man es am besten macht

Damit Sie nicht laufend mit Flaschen hantieren müssen, ist es bei entsprechend geringen Brustmilchanteilen günstig, für 3 Stillmahlzeiten jeweils beide Seiten anzubieten (früh, mittags, abends) und die dazwischenliegenden 2 Mahlzeiten als Säuglingsfertignahrung zu geben. Je nach Bedarf wird dann eine weitere Brustmahlzeit durch Säuglingsfertignahrung ersetzt, so daß ein schrittweiser Übergang dem Säugling die Anpassung erleichtert.

- *Nie plötzlich größere Ernährungsumstellungen vornehmen – es sei denn nach ärztlicher Beratung.*

Ein nennenswerter Muttermilchanteil bleibt länger erhalten, wenn man nicht mahlzeitweise umsetzt, sondern nach jeder Brustmahlzeit (beide Seiten angelegt) wiegt und die fehlende Menge mit Flasche ergänzt. Dabei an kleines Saugerloch denken!

Das probiere ich aus!

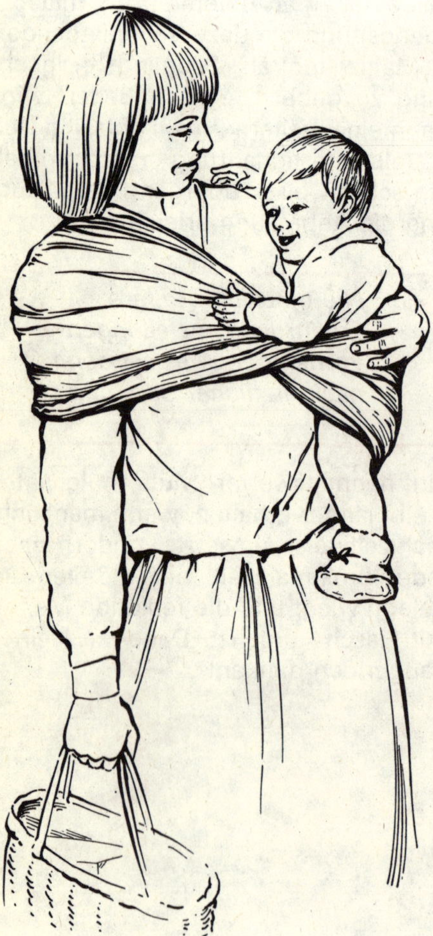

Abb. 25: *Sehr praktisch ist das Tragetuch.*

Alles, was ich hier über das Stillen erzählt habe, mag Ihnen vielleicht so rund und optimal erscheinen, daß Ihnen einige Zweifel kommen mögen. Ist das nicht zu schön, um wahr zu sein? Kritische Fragen bleiben nicht aus, besonders in der ersten Zeit, in der gewisse Anfangsschwierigkeiten bewältigt werden müssen. Auf der Wochenstation hat man dafür geeignete Gesprächspartner in Schwestern und Ärztinnen. Ärzte sind möglicherweise in einer schwächeren Position. Wohl würdigt man ihre wissenschaftliche Fachkenntnis und ihre langjährige Erfahrung mit jungen Müttern, aber sie haben selbst natürlich kein Kind an ihrer Brust genährt.

So hat mich eine Frauenärztin besonders beeindruckt, die in Kenntnis aller wissenschaftlichen Einzelheiten sich selbst im Interesse ihres Berufes als Versuchsperson betrachtete. „Wenn ich als Stationsärztin die Frauen überzeugen, ihnen etwas beweisen will, muß ich es vormachen.

Das probiere ich aus", sagte sie sich. Sie berichtete dann:

„Ich war mit 38 Jahren bei meinem zweiten Kind nicht mehr die Jüngste. Im Vertrauen auf die natürliche Regelung von Angebot der Brust durch Nachfrage des Säuglings habe ich nie auf die Uhr und nie auf die Waage gesehen, also nur nach Bedarf angelegt. Ich habe nie eine Flasche gebraucht und 1 Jahr voll gestillt (mit Ausnahme der Breizufütterung im 2. Lebenshalbjahr). Dann mußte ich wieder voll im Beruf sein. Schon in den letzten 3 Monaten meines Babyjahres bin ich wegen Personalmangels zweimal in der Woche in die Klinik gekommen. Alles klappte trotzdem. Ich habe das echt als Experiment betrachtet.

Zu dieser Zeit kam auch das Tragetuch bei uns auf (Abb. 25). Das habe ich ebenfalls ausprobiert, wohl als erste im Bezirk Halle. Ich bekam damals zwar allerhand zu hören: ‚Sie können sich wohl keinen Kinderwagen kaufen?' ‚Wir sind doch nicht in Afrika, wo sie sich die Kinder auf den Rücken binden'. Andere mehr praktisch orientierte Leute staunten: ‚Das ist eine gute Idee'. Und ein junger Mann, der mich lange schweigend musterte, meinte dann schlicht und einfach: ‚Das fetzt'. Für mich war es tatsächlich ein wunderbares Ding, die beste Entdeckung in meinem Babyjahr. Ich schwärme dafür. Was alles habe ich nicht mit diesem Kinde im Tragetuch gemacht – 1 1/2 Jahre lang. Dann wurde mir der Kleine mit 13 kg zu schwer. Kinderwagen benutzte ich fast nicht.

Durch die Kombination von Tragetuch und Stillen war ich so ungebunden und frei. Ich bekam immer einen Sitzplatz in der Straßenbahn, hatte keine Kinderwagensorgen in öffentlichen Verkehrsmitteln, ich konnte sogar reisen. Wo ich hinkam, konnte ich füttern, unabhängig von einwandfreiem Wasser, Gelegenheit zum Anwärmen oder Kochen. Da setzt man sich kurzerhand in den DRK-Stützpunkt des Bahnhofs, braucht niemanden zu behelligen oder zu belästigen. Selbst im Stadtpark oder Restaurant kann gestillt werden. Man muß sich ja gar nicht so freimachen. Anlegen ist ganz unauffällig möglich, wenn man weite Pullover oder Blusen trägt, die nur an der Seite ein bißchen hochgeschoben werden. Der mit einem Häkchen vorn verschließbare Büstenhalter wird geöffnet, und die Mahlzeit kann beginnen. Die weite Kleidung oder ein übergehängtes Cape fällt dabei locker über den Säugling, der nahezu unbemerkt trinkt und nicht abgelenkt wird. Solange man ihn saugen fühlt, ist man auch sicher, daß seine Atmung nicht behindert wird. Sonst ließe er ja los.

Wir sind auch begeisterte Camper. Auf dem Campingplatz begrüßten viele diese Methode, weil man das Kind immer bei sich hat. Das ist sehr beruhigend für Mutter und Kind. So spricht man auch recht viel mit ihm: Guck mal hier und schau mal da..., obwohl der Kleine natürlich die Worte nicht versteht. Aber der Kontakt ist immer da. Und auf Wasser und Hygiene war ich nicht angewiesen. Es gab keine Probleme – was will man mehr. So hatte ich nie eine Flasche und nie einen Nuckel, und er hat nie am Daumen gelutscht. (Jetzt ist er 3 Jahre alt.) Der Kleine hat seine Befriedigung an der Brust gefunden und den sonst nötigen Kontakt durch das viele Herumtragen. Er entwickelte sich ganz anders als mein erstes Kind."

Schwierigkeiten?

„Hatten Sie überhaupt keine Schwierigkeiten?" vergewisserte ich mich nochmals.

„Natürlich ging nicht immer alles reibungslos. Wenn ich sehr angespannt war, eine Streßsituation hatte, dann war an dem Tag nicht genug Milch da. Mein Kind wurde unruhig, schrie sehr viel, ich wurde nervös, und prompt hatte ich eine Stauung. Ich mußte an die elektrische Milchpumpe hier in der Klinik, und dann ging es wieder.

Eine Milchpumpe habe ich sonst kaum benutzt. Nur in den ersten 14 Tagen wollte ich mich vergewissern, ob die Brust nach den Mahlzeiten leer war. Später hatte ich mal eine auswärtige Verpflichtung und stellte mich darauf ein, daß ich einen Tag nicht zur Verfügung sein konnte. Zwei Tage vorher habe ich abgepumpt und viel getrunken, und tatsächlich hatte ich so den Milchvorrat für diesen Tag Abwesenheit im Kühlschrank stehen. Mein Mann konnte mich nun vertreten. Mehrfach stellte ich fest, daß ich eindeutig mehr Milch hatte, wenn ich an einem Tag viel trank. An dem Tag allein unterwegs durfte ich dann nichts trinken, weil ich sonst Beschwerden bekam. Nach dieser eintägigen Unterbrechung ging alles wieder wie vorher. Man kann sich wirklich in ziemlich weitem Spielraum anpassen, wenn man sich in dieser Beziehung gut beobachtet hat. Man kann auch in ganz anderer Weise beraten. In meiner Sprechstunde zur Nachbetreuung der jungen Mütter berichten manche voller Stolz: „Ich habe 6 Wochen gestillt".

Meine Erwiderung ist dann: „Was – nur? Da gibt es ganz andere Beispiele."

Ich danke für dieses Gespräch sehr herzlich Frau Dr. med. Kursawe, Fachärztin für Gynäkologie und Geburtshilfe an der Frauenklinik des Klinikums Halle-Kröllwitz.

Wie kann ich das Gedeihen meines Kindes selbst kontrollieren?

Wir zeigten Ihnen, wie man beim Stillen nach Bedarf sehr gut weiß, ob das Kind satt wird oder nicht – auch wenn man die Milchmenge nicht sieht. Sie sollten sich deshalb nicht durch ständiges Wiegen und die vielen kleinen Schwankungen der Ergebnisse verunsichern. Andererseits möchten viele Muttis doch eine sichtbare eigene Kontrolle haben, die wir Ihnen mit unserer Wachstumskarte auf der 3. Umschlagseite ermöglichen. Diese Karte

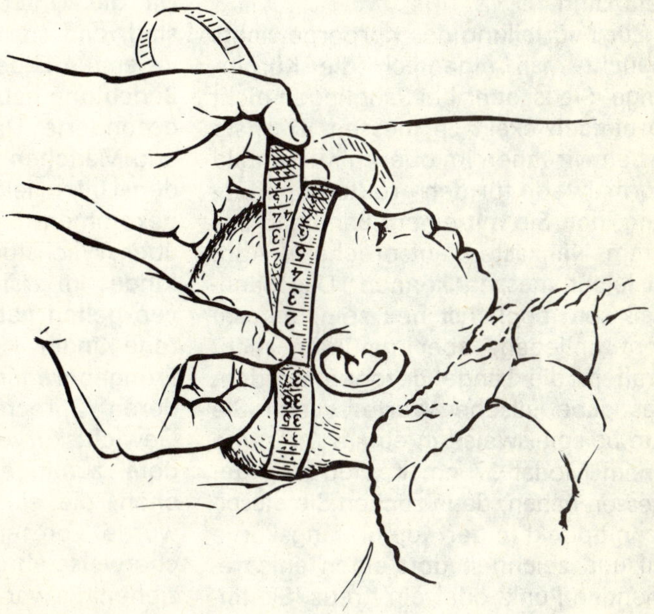

Abb. 26: So wird der Kopfumfang gemessen.

kann Ihnen nicht die Mütterberatung ersetzen, aber die Zusammenarbeit mit ihr verbessern. Deshalb folgende Erläuterungen für Sie:

Es gibt große und kleine Leute, und alle können gesund sein. Die Größe des reifgeborenen Kindes ist in erster Linie von der Größe der Mutter bestimmt. Andere Erbanlagen werden schon in den ersten 3 Lebensmonaten deutlich. Obwohl Kinder dazu neigen, Körpermaße zwischen denen ihrer Eltern zu erreichen, kann auch mal ein Elternteil, ein Großvater oder ein weiter zurückliegendes Familienmitglied „durchschlagen". So ist es manchmal nicht ganz leicht, Wachstum und Entwicklung als normal zu beurteilen und von einem Zuviel oder Zuwenig abzugrenzen. Besonders gilt das für die ersten Lebensmonate. Deshalb sind Wachstumskarten eine echte Hilfe für die Selbstkontrolle, für die Gespräche mit dem Kinderarzt und für die Früherkennung von Auffälligkeiten, die man dann natürlich auch viel besser behandeln kann.

Zur Beurteilung des Körpergewichts braucht man eigentlich die Körperlänge. Sie ist aber bei Säuglingen nicht so einfach exakt zu messen. Deshalb geben wir Ihnen im oberen Kurvenbild Normalwerte für den größten Kopfumfang, den Sie mit einem Bandmaß aus Ihrem Nähkasten entsprechend Abb. 26 leicht messen können. Das Bandmaß soll möglichst neu sein, gut am Kopf anliegen, aber natürlich nicht straff in die Länge gezogen werden. Das gäbe falsche Werte. Wenn Sie nun beispielsweise in einem Alter von einem Monat 37 cm Kopfumfang gemessen haben, dann suchen Sie diesen Schnittpunkt in der Kopfumfangskurve auf und zeichnen dort einen entsprechenden Punkt oder ein Kreuz. Sie finden diese Stelle nahe der schwarzen Kurve, welche die Mittelwerte für alle Kinder darstellt. Darüber und darunter gibt es einen erheblichen Spielraum für größere und kleinere Leute. Das ist der grau gezeichnete Normalbereich. Wer in der unteren Hälfte liegt, also kleiner ist, liegt in der Regel auch beim Gewicht in der unteren Hälfte ähnlich weit von der Mittellinie entfernt, ist also auch entsprechend leichter. Aber das eigentlich Interessante ist nicht der einzelne Punkt, den Sie in diese Karte malen, sondern die Linie, die sich im Laufe der Zeit durch die Verbindung mehrerer Punkte ergibt. Läuft diese Linie etwa so schräg wie die vorgezeichneten Normalkurven, dann hat man eine zusätzliche schöne Bestätigung für normales Gedeihen. Verläuft sie deutlich steiler oder flacher, dann kann das ein Hinweis auf eine Störung sein. Diese Frage besprechen Sie dann mit Ihrem Kinderarzt.

Jungen zeigen 1 bis 2 cm größeren Kopfumfang als Mädchen. Sie sind auch durchschnittlich etwas schwerer. Da die Unterschiede aber so klein sind, daß sie für Ihre Kontrollzwecke im ersten Lebensjahr keine praktische Bedeutung haben, verzichteten wir auf gesonderte Darstellung von Jungen- und Mädchenkurven, damit Sie sich in den Linien leichter zurechtfinden. So bekommen Sie eine gute Übersicht über Wachstum und Gedeihen Ihres Kindes im ersten Lebensjahr. Die Kurven gelten natürlich nur für reifgeborene Kinder. Für die kleine Gruppe der Frühgeborenen werden Sie in besonderen Sprechstunden beraten. Ihre Gewichtskurven verlaufen etwas anders, zumindest müssen Sie die Wochen, die ein Kind zu früh geboren wurde, von seinem Alter, was wir üblicherweise ab Geburtstag rechnen, abziehen. Es war ja entsprechend zu früh geboren. Und dann tragen Sie auch diesen Punkt im unteren Kurvenbild – rot gezeichneter Normalbereich – ein (ein 4 Wochen zu früh geborenes Kind wäre also im Alter von 2 Monaten beim Lebensalter von 1 Monat einzuzeichnen). In den ersten 4 Wochen macht man wöchentlich eine Kontrolle. Dann genügt es alle 14 Tage, später alle 4 Wochen, bei Erkrankungen jedoch häufiger kontrollieren. So erhalten Sie einen guten Überblick und noch mehr Sicherheit für sich und Ihr Kind. Viel Freude am Beobachten!

Wir wollen dabei nicht vergessen, daß das Körpergewicht nur ein Kriterium für das Gedeihen des Kindes ist. Ein gesunder Säugling zeigt darüber hinaus eine glatte, rosige, straffe Haut, und vor allem: Er ist in seiner Grundstimmung freundlich bis vergnügt, falls er sich nicht gerade über irgend etwas ärgert. Aber das werden Sie ja herausfinden. Viel Freude am Beobachten!

REGISTER